Christian Melem

Den LUNGENKREBS besiegt

Die Überle

Anton Ott

geb.: 23. April 1958 in Krems

erlernter Beruf: Kellner

Gastwirt seit 1988

Verh. mit Gertraud, Jahrgang 1959, seit 1. Oktober 1983

Sohn Andreas, Jahrgang 1982

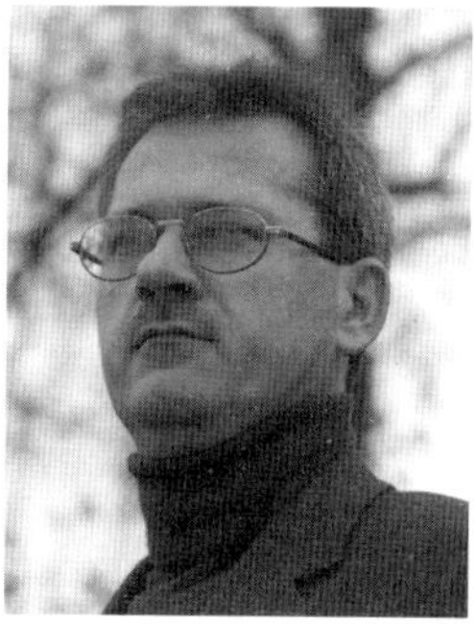

Christian Melem

Den LUNGENKREBS besiegt

Die Überlebensgeschichte des Anton Ott

Verlag Denkmayr

Umschlag und redaktionelle Gestaltung: Christian Melem,
A-4701 Bad Schallerbach

Gesamtherstellung: Ernst Denkmayr Ges.m.b.H., Druck & Verlag
A-4020 Linz, Reslweg 3

Printed in Austria

ISBN 3-902257-96-2

Über dieses Buch

Berichte über wundersame oder unerklärliche Heilungen von schweren Erkrankungen gibt es viele. Nicht immer steckt vielleicht ein wirkliches Wunder – im spirituellen Sinn – dahinter, aber es werden jedenfalls Umstände angeführt, die nicht rational als Heilungsursache erklärbar oder objektivierbar sind:
Gebetsrituale, Heiligenanrufungen, Wallfahrten, Handauflegungen, Geistheilungen, etc.

Solche Berichte lassen sich zwar in jeder Hinsicht gut verkaufen, bergen aber auch große Gefahren in sich. Zum einen, dass kranke Menschen sich zu leicht oft obskuren „Heil"-Praktiken anvertrauen. Und zum anderen, dass das Vertrauen in die herkömmliche medizinische Versorgung geschwächt wird:
Denn die wirklich großartigen Heilerfolge bleiben offenbar ohnehin „Wundern" vorbehalten.

Viel zu selten erfährt man über Heilungen von schweren und schwersten Erkrankungen durch die moderne Schulmedizin. Obwohl sie laufend stattfinden. Wenn auch zugegebenermaßen nicht in dem alles umfassenden Ausmaß, das sich alle wünschen würden.

Sicher, über den einen oder anderen prominenten Fall wurde schon groß berichtet.
Über den Radrennfahrer Lance Armstrong, der an Hodenkrebs erkrankt war, erfolgreich operiert und therapiert wurde und seither sechsmal die Tour de France gewann, über den US-Basketball-Star Earvin „Magic" Johnson, der nach einer gelungenen AIDS-Therapie Olympiasieger wurde, oder über Julia Pilhar, das Mädchen, das von seinen Eltern entführt wurde, um es vor einer Krebstherapie zu „schützen", damit aber keine Überlebenschance gehabt hätte und heute dank dann doch durchgeführter schulmedizinischer Maßnahmen als geheilt gilt:
Ihre Fälle sind mediale Aushängeschilder.

Die meisten großen Erfolge von Ärzten und Medizinern geschehen aber relativ unbemerkt.

Obwohl viele jedenfalls WUNDERBAR sind.

Über einen solchen Fall soll in diesem Buch berichtet werden.

Weil damit auch einmal die alltägliche Leistung von ÄrztInnen und Pflegepersonal gewürdigt und dafür DANKE gesagt werden soll.
Weil es für den betroffenen Patienten die Gelegenheit ist, das an Körper und Seele – zum Teil schmerzlich – Erlebte aufzuarbeiten und damit einen weiteren Schritt zur vollständigen Heilung zu tun.
Und nicht zuletzt deshalb, weil es Betroffenen (Kranken und Angehörigen) Mut machen soll:

Wunderbare Dinge geschehen überall.
Auch in den ganz normalen Krankenhäusern!

Vorwort des Autors

Schmerzen, Verzweiflung, aufkeimende und wieder absterbende Hoffnung:
Gefühle eines Krebspatienten, die nur er selbst beschreiben kann – obwohl die Vehemenz von Schmerzen oder die Stärke von Emotionen eigentlich nicht wirklich beschreibbar sind.
Daher wird über weite Strecken dieses Buches Anton Ott selbst seine Geschichte erzählen.
Dazwischen sollen Befundberichte, ärztliche Stellungnahmen und Erklärungen den Fall dieses Patienten medizinisch-wissenschaftlich beschreiben.
Als Autor fasse ich das Ganze in einen chronologischen und quasi dramaturgischen Rahmen.
Das Buch soll – und darf auch in Hinblick auf das abschließende Happyend – ruhig eine romanhaft-spannende Komponente haben.
Alle personenbezogenen ärztlichen Auskünfte wurden natürlich vom Patienten autorisiert, die zitierten ÄrztInnen ausdrücklich von ihrer Schweigepflicht entbunden.

Bad Schallerbach, im November 2004
Christian Melem

Inhaltsverzeichnis

Einleitung

Im April 2001 erfuhr der damals 43jährige Gastwirt Anton Ott nach einer Routine-Untersuchung von einem bösartigen Tumor im rechten Lungenflügel.

Nach einer gelungenen Operation sollte eine Chemotherapie den Heilungsprozess unterstützen. Stattdessen bildete sich jedoch ein rezidivierender Tumor mit Metastasen in beiden Nebennieren.

Weitere Chemotherapien, Strahlenbehandlungen und mehrere „Tumor-Ausräumungen" sicherten zunächst mehr schlecht als recht das Überleben des Schwerkranken. Nach einem mutigen chirurgischen Eingriff besserte sich nach zwei Jahren der Gesundheitszustand plötzlich unerwartet rasch und nachhaltig.

Heute fühlt sich Anton Ott gesund und ist überzeugt, vom Krebs geheilt zu sein.

Auch wenn der behandelnde Lungenfacharzt, OA Dr. Rainer Kolb, vorsichtig auf die Bremse steigt – „*Einen Gesundheitsbrief traute ich mich noch nicht auszustellen; in der Krebstherapie gibt es einen Fünf-Jahres-Beobachtungszeitraum, nach dem wir gegebenenfalls von einer Heilung reden können.*" – so spricht auch er von einem beachtlichen „wunderbaren" Therapieerfolg.

Doch der Weg dorthin war beschwerlich, schmerzvoll, von Rückschlägen unterbrochen und vom Patienten selbst eigentlich schon aufgegeben.

I. – Wie aus heiterem Himmel

Sommergewitter treten manchmal ganz überraschend auf, dafür sind sie dann umso heftiger.

Die Krankheit, die Anton Ott im Sommer seines Lebens trifft, ist wie ein solches Gewitter: Völlig unerwartet, scheinbar aus heiterem Himmel, bricht ein Sturm über sein Leben herein und zerstört seine Gesundheit.

Doch so wie bei jedem Wetterumschwung, und sei er noch so unerwartet, die Ursachen in den Tagen vorher liegen, so hat wohl auch jede Erkrankung eine Vorgeschichte. Und nüchtern betrachtet hat der Toni, wie ihn seine Freunde nennen, nicht immer unbedingt gesundheitsbewusst gelebt. Was aber zum Teil auch berufsbedingt war.

Der gelernte Kellner war fast drei Jahrzehnte im Gastgewerbe tätig. Mehr als die Hälfte der Zeit führte er verschiedene Lokale auf eigene Rechnung: zwei Cafe-Häuser, ein Tanzlokal, ein Veranstaltungszentrum und zuletzt, gemeinsam mit seiner Gattin Gertraud, ein Sportplatzbuffet.

„Lange Öffnungszeiten, verbunden mit wenig Schlaf; unregelmäßige Mahlzeiten, spärliche Freizeit; besonders im Abendgeschäft oft schlechte, stark verrauchte Luft in den Lokalen: Die Gastronomie allein ist schon kein Gesund-

brunnen", meint Anton Ott, *„dass ich selbst auch noch ein starker Raucher war, habe ich dabei nicht weiter tragisch genommen."*

Das Rauchen hat er höchstens dann und wann einmal als mögliches Gesundheitsrisiko gesehen, aber auch gleich wieder verdrängt.

„Als Wirt hinter der Theke scheint das Aufhören ohnehin aussichtslos zu sein. Außerdem ist es mir ja eigentlich eh immer gut gegangen. Ich war nie wirklich krank. Einen Arzt habe ich höchstens für eine Grippemittel-Rezept gebraucht."

Bis zum April 2001.

Da passt dann doch einiges nicht. Häufig Schwindel, öfters Husten, Schweißausbrüche, Atemnot beim Stiegensteigen und ein allgemeines Unwohlsein, das sich nur schwer beschreiben lässt: ganz einfach irgendwie nicht fit!

Also geht er an seinem 43. Geburtstag (!) dann doch einmal zum Familienhausarzt.

„Nur um sicher zu gehen."

Otts Hausarzt, Dr. Josef Öllinger, hat allerdings bereits nach einem gründlichen Abhören der Lunge den Verdacht, dass da ein gröberes Problem bestehen könnte und überweist Herrn Ott umgehend an die Internistische Abteilung des KH Wels.

Dr.Öllinger:

„Herr Anton Ott suchte mich am 23. April 2001 in meiner Ordination wegen in den vorangegangenen Tagen auftretender zunehmender Atemnot, starker Hustenattacken, Schweißausbrüchen, Gliederschmerzen und einer erhöhten Erschöpfbarkeit auf.

Als Hausarzt hatte ich ihn bis zu diesem Tag schon über zwanzig Jahre betreut und kannte ihn als einen sehr gesunden und nicht krankheitsbezogenen Menschen, der nur ganz selten in meinem Wartezimmer anzutreffen war.

Aufgrund seines akuten Beschwerdebildes und der physikalischen Untersuchung empfahl ich ihm, sich sofort einer stationären Untersuchung im Krankenhaus Wels zu unterziehen, da eine ernstere Erkrankung zu befürchten sei.

Um ihm die Entscheidung dazu leichter zu machen, sprach ich von einem kurzen zwei- bis dreitägigen Aufenthalt, der sich dann aber viel länger gestaltete, was für uns beide im Nachhinein öfters Grund zu ironischen Bemerkungen war."

Ott:

„Genau an meinem Geburtstag wollte ich aber doch nicht ins Spital. So wurde es dann der 24. April, an dem ich meinen ersten Aufenthaltstag in dem Krankenhaus verbrachte, wo ich in den kommenden zwei Jahren soviel durchmachte und schließlich durchLEBTE!"

In den folgenden Tagen wird Anton Ott an der Internen Abteilung des Klinikums der Kreuzschwestern in Wels gründlich durchgecheckt.

Unerfreuliches Ergebnis: Im Thorax-Röntgen findet sich eine ca. 3 cm große Verschattung, die darauf durchgeführte Computertomographie bestätigt den Verdacht auf eine – wie es laut Befund heißt – „*polygonal begrenzte tumorsuspekte Weichteilveränderung im rechten basalen Oberlappen.*" Und weiter: „*Als Risikofaktor ist inhalatives Zigarettenrauchen gegeben.*"

Das ergibt als medizinisch-wissenschaftliche Schlussfolgerung: Mit hoher Wahrscheinlichkeit ist davon auszugehen, dass Anton Ott an Lungenkrebs erkrankt ist.

Zur endgültigen Abklärung wird für den 2. Mai eine stationäre Aufnahme an der Lungenabteilung zur Durchführung einer Bronchoskopie vereinbart.

II. – Diagnose Lungenkrebs

Bei der Bronchoskopie (aus den griechischen Wortteilen „broncho-“ mit der Bedeutung: „Luftröhre“ und „-skopie“ für „spähen“) wird in Allgemeinanästhesie (Vollnarkose) ein Intubationsrohr in die Luftröhre eingeführt. (Abb.1)

Damit kann der Facharzt quasi wie durch ein Fernrohr sehen und einen Teil der Lunge sozusagen von innen durchsuchen. Zusätzlich besteht die Möglichkeit eine Gewebeprobe zu entnehmen, die dann histologisch untersucht wird.

Somit ist eine gesicherte Diagnosestellung gewährleistet.

Die Untersuchung wird am 4. Mai von OA Dr. Rainer Kolb durchgeführt.

Nicht zuletzt wegen der Gewebsentnahme ist eine Bronchoskopie doch schon ein recht massiver Eingriff. Dabei kann es durchaus auch zu Komplikationen kommen.

Eine solche ist zum Beispiel der sogenannte Pneumothorax:

Dr. Kolb: „*Die Entnahme des zu untersuchenden Gewebes erfolgt in der Art, dass ein kleines Stück aus der Lunge mittels Biopsiezange gewonnen werden muss. Der dabei entstehende Lungenriss – das hört sich jetzt dramatischer an, als es ist – kann zu einem Entweichen der Luft aus der Lunge führen.*

Damit fällt die Lunge sozusagen in sich zusammen. Wie wenn aus einem Ballon die Luft entweicht.

Zwei Stunden nach einer Bronchoskopie wird in einer Durchleuchtung festgestellt, ob die Lunge normal gebläht ist. Wenn nicht, wenn also ein Pneumothorax – ein mit Luft gefüllter Brustkorb – vorliegt, wird eine Drainage gelegt, die Luft entweicht, Unterdruck entsteht, die Lunge kann sich wieder aufblähen und der Riss verklebt von alleine."

Anton Ott hat das Pech eines Pneumothorax.

An sich sollte er nach dem Eingriff über das Wochenende nach Hause gehen. So muss er unter Beobachtung bleiben. Aber das ist das kleinste Übel.

Der Keulenschlag folgt am Montag, dem 7. Mai.

Anton Ott:

„Gegen Mittag wurde ich zu Oberarzt Dr. Kolb ins Besprechungszimmer gerufen. Eigentlich habe ich mir dabei nichts Besonderes gedacht. Aber dann kam die furchtbare Mitteilung: 'Herr Ott, Sie haben Lungenkrebs!!'–"

Was bei diesem Satz in mir vorging, lässt sich kaum beschreiben. Ich glaube, noch im selben Augenblick, in dem ich die Worte vernahm, waren sie auch schon wieder ganz weit weg. Wie aus einem anderen Raum drangen die einzelnen Silben an meine Ohren, in denen es laut pochte.

Wahrscheinlich war der Blutdruck binnen Sekundenbruchteilen in gefährliche Höhen geschnellt. Um gleich darauf beinahe in sich zusammen zu fallen. Vielleicht, weil das Herz kurz stehen blieb oder wenigstens stehen bleiben wollte.

Dann der einzige Gedanke: 'Gleich werde ich munter. Das ist jetzt nur ein böser Traum'.

Aber leider kam kein gnädiges Erwachen aus diesem Albtraum. Dieser grausame Satz: 'Herr Ott, Sie haben Lungenkrebs!!' war real gesprochen. Keine Ahnung, wie lang es gedauert hat, bis ich etwas sagen konnte. Und was ich dann hervorgepresst habe, war wohl eher ein Gestammel als ernstgemeinte Fragen: 'Krebs? Wieso? Warum ich?'

Darauf konnte Dr. Kolb klarerweise keine Antwort geben. Aber er versuchte mich aufzurichten: Es wird, es MUSS operiert werden. Man KANN den Tumor operativ entfernen! Auf der chirurgischen Abteilung gibt es die notwendigen Spezialisten. – Der Operationstermin ist schon fixiert: übermorgen, Mittwoch, 9. Mai.'"

Lungen Abteilung

Klinikum Kreuzschwestern Wels

KREUZSCHWESTERN

Pneumologische Abteilung
Prim. Dr. Josef Eckmayr

Tel: 07242 / 415 – 2382
Fax: 07242 / 415 – 3964

Allergie- und Allgemeine Ambulanz
Dienstag und Donnerstag, 11 – 12 Uhr
Schlafmedizinische Ambulanz
Dienstag, 14.00 – 15 Uhr

Wels, am 28.10.2004

Patient: **Ott Anton**, geb. am **23. 4.1958**
wohnhaft in: **4701 Bad Schallerbach** [redacted]
Stationärer Aufenthalt **2. 5.2001** bis **18. 5.2001**
Aufnahmezahl: **01017818**

Besten Dank für die Einweisung Ihres oben genannten Patienten, welcher vom 2. 5.2001 bis 18.5.01 an unserer Abteilung in stationärer Behandlung stand.

EINWEISUNGSDIAGNOSE/EINWEISUNGSGRUND: Unklarer Lungenrundherd rechtes Lungenoberfeld.

AUS DER ANAMNESE UND DEN DURCHGEFÜHRTEN UNTERSUCHUNGEN ERGABEN SICH FOLGENDE DIAGNOSEN:

C34.11 HD - teils hoch, teils wenig differenziertes Adenocarcinom des linken Lungenoberlappens vom bronchiolo-alveolären Typ mit einer Lymphknotenmetastase Grad III pT1 N1 - Stadium IIA
- Oberlappenlobektomie und Lymphknotendissektion am 9.5.01

J93.9 - iatrogener Pneumothorax rechts nach perbronchialer Feinnadelpunktion 4.5.

F17.1 - chronischer Nikotinabusus

… mit gege… … ation wu… … unserer I.Chir. Abteilung (fec. OA Dr.Sc…warz) die Thorakotomie mit intraoperativer Exploration durchgeführt. Bei makroskopisch eindeutigem Malignom wurde unmittelbar die Oberlappenlobektomie rechts und Lymphknotendissektion durchgeführt.
Die histologische Aufarbeitung des Operationspräparates ergibt obige Diagnosen.
Aufgrund dieses Befundes ist eine zusätzliche Behandlung derzeit nicht erforderlich.
Herr Ott wird in weiterer engmaschiger Observanz zu halten sein.

…h ergänzend…

Dokument des Schreckens: Krebsbefund

Krebs – was ist das eigentlich? [1]

Die Bezeichnung „Krebs“ steht für eine große Gruppe ganz unterschiedlicher Erkrankungen, die eines gemeinsam haben: die unkontrollierte Teilung von Zellen eines Organs oder Gewebes. Was daraus entsteht, ist ein Tumor, auf Deutsch Geschwulst.

Bösartige Tumoren zeichnen sich dadurch aus, dass sie der normalen Wachstumskontrolle des Organismus entzogen sind. Die „entarteten“ Zellen vermehren sich ungebremst. Sie wachsen in umliegendes Gewebe ein und zerstören es, können in Blutbahnen und Lymphgefäße eindringen und mit dem Blut- und Lymphstrom in andere Körperorgane gelangen. Dort können sie sich ansiedeln und erneut vermehren – es entstehen Tochtergeschwülste (Metastasen).

Heute weiß man, dass die Ursache für die Entstehung von Krebs in einer Veränderung im Erbmaterial von Körperzellen liegt, die zur Fehlsteuerung des Wachstums führt.

In der Regel müssen viele Faktoren, äußere und innere, zusammenwirken, um eine Zelle in eine Krebszelle umzuwandeln. Äußere Einflüsse, die zur Auslösung einer Krebserkrankung beitragen können, sind beispielsweise Tabakrauch, die ultravioletten Strahlen der Sonne, radioaktive Strahlung, bestimmte Schimmelpilze auf Lebensmitteln, Fehlernährung, einige Virusinfektionen oder manche Chemikalien.

Wesentlich für die Schädlichkeit krebsfördernder Einflüsse ist auch die Dauer des Einwirkens.

Im Jahr 2002 sind laut der von der Statistik Austria ermittelten Todesursachenstatistik 129,5 von 100.000 Österreichern an Krebs gestorben.

Krebserkrankungen der Lunge [2]

Lungenkrebs, fachsprachlich Lungenkarzinom oder auch Bronchialkarzinom genannt, geht von den Zellen aus, welche die Atemwege in der Lunge auskleiden.

Diese Krebsart ist in Österreich die zweithäufigste Krebserkrankung des Mannes. Das Risiko von Frauen, an Lungenkrebs zu erkranken, ist in den letzten zehn Jahren deutlich gestiegen.

Es wird angenommen, dass bei der Krankheitsentstehung viele verschiedene Einflüsse gemeinsam beteiligt sind. Wie dies genau geschieht, ist noch nicht eindeutig klar.

Es konnten aber eine Reihe Faktoren aufgedeckt werden, die das persönliche Risiko erhöhen, an Lungenkrebs zu erkranken (Risikofaktoren).

In erster Linie sind dies schädigende Substanzen, die mit der Atemluft in die Lunge gelangen. Viele solcher Substanzen sind heute bekannt. Der mit weitem Abstand wichtigste Risikofaktor ist der Zigarettenrauch, der allein über 100 schädigende Substanzen enthält.

Das Risiko steigt in Abhängigkeit von der Anzahl der gerauchten Zigaretten pro Tag bis zum 30- bis 40-fachen eines Nichtrauchers.

Das Risiko nimmt außerdem zu mit der Zeit, während der eine Person in ihrem Leben raucht. Zigarettenrauch ist die wesentliche Ursache von 80%–90% der Lungenkrebserkrankungen bei Männern und von 30%–60% bei Frauen.

Die oben erwähnte steigende Zahl erkrankender Frauen muss mit zunehmendem Zigarettenkonsum in Verbindung gebracht werden.

Durch die mikroskopische Untersuchung des Tumorgewebes unterscheidet der Arzt im Wesentlichen vier verschiedene Arten von Bronchialkarzinomen. Das häufigste ist das Plattenepithelkarzinom (35%–45%), gefolgt vom Adenokarzinom (25%–35%), dem kleinzelligen Karzinom (20%–25%) und dem großzelligen Karzinom (10%–15%)

Behandlungsmöglichkeiten

Die Therapie richtet sich nach dem Ausbreitungsstadium der Erkrankung und dem feingeweblichen Typ des Lungenkarzinoms. Da die Behandlung Einfluss auf die Lungenfunktion hat, ist für die Therapieentscheidung das Alter und der Allgemeinzustand des Erkrankten mitentscheidend.

Bei hohem Alter oder eingeschränktem Allgemeinzustand können bestimmte Therapieformen nur beschränkt oder gar nicht angewendet werden.

Ganz allgemein ist die Behandlung einer Krebserkrankung immer in zwei Stoßrichtungen zu konzipieren: Zum einen muss der Tumor entfernt oder zumindest ein Weiterwachsen der Wucherung verhindert werden, zum anderen gilt es, die Bildung von Metastasen zu unterbinden bzw., falls solche schon vorhanden sind, diese ebenfalls zu bekämpfen.

Ein Krebsgeschwür ist ein raumfordernder Prozess, d.h. es verengt oder verstopft etwas oder aber es verdrängt ganz einfach vitales Gewebe.

Beim Lungenkrebs verschließt ein Tumor z.B. den Bronchus, die Lunge wird nicht mehr genügend durchlüftet, es kommt zu Sekretbildung und in weiterer Folge zur lebensgefährlichen Lungenentzündung.

Daher gilt es primär einen solchen Tumor *operativ* zu entfernen. Damit verbunden werden die möglicherweise von ausgeschwemmten Tumorzellen befallenen Lymphknoten entfernt.

Wenn das gelingt, gibt es eine realistische Chance, dass eine Heilung möglich wird.

III. – Operation

Nach dem Gespräch mit Dr. Kolb fühlt sich Anton Ott ganz allein, alleingelassen von Gott und der Welt, verzweifelt:

„Ich war irgendwie leer im Kopf. Und doch voll:

Mit diesem Wort: Krebs!!

Mit Angst: So viele Leute sterben an Krebs. In der Blüte ihres Lebens. Wie kann da ich den Krebs überleben?

Mit so vielen Fragezeichen: Wie soll es jetzt weitergehen? Wie lange? Und immer wieder: warum, warum, warum?

Am Nachmittag kam meine Gattin Gertraud – nichtsahnend – zu Besuch. Sie schien wie vom Blitz getroffen, als ich ihr die schlimme Neuigkeit mitteilen musste. Sprachlos und schreckensbleich stand sie da. Jetzt wusste ich, wie ich Stunden vorher in Dr. Kolbs Besprechungszimmer ausgesehen haben musste. Und ich wusste, wie sie sich fühlte. Auch ohne die Tränen in ihren Augen zu sehen.

Darum versuchte jetzt ich tröstende, aufmunternde Worte zu finden: 'Es wird schon wieder, übermorgen um diese Zeit ist das Schlimmste überstanden.'

Ich weiß nicht, ob ich das selbst geglaubt habe, und ich weiß nicht, ob mir Gertraud überhaupt zugehört hat. Aber ich konnte mir leicht vorstellen, was in ihr vorging. Dasselbe wie in mir seit Stunden: Mein Gott! Krebs! Warum?“

Zum Glück gibt es am nächsten Tag viel Beschäftigung für den Patienten. So bleibt weniger Zeit für sorgenvolle Gedanken. Obwohl sich natürlich trotzdem alles um seine Erkrankung dreht: Die Anästhesistin kommt, um die Narkose mit ihm zu besprechen. In einem weiteren Gespräch erläutert der Chirurg, Dr. Christian Schwarz, ausführlich die Operation.

Dann muss Toni das richtige Atmen nach der Operation lernen. Es ist nämlich möglich, dass er mit einer Maske vor dem Gesicht aufwachen wird. In diesem Fall ist es enorm wichtig, nicht in Panik zu verfallen und ruhig weiter zu atmen. Das muss geübt werden.

„Aber Zeit zum Angst haben blieb leider trotzdem genug. Angst vor der Operation, Angst vor der Zukunft.

Ich setzte mich hin und schrieb mein Testament. Gegen fünf Uhr nachmittags warf ich den Brief in den Postkasten im Krankenhaus. Glücklicherweise kamen danach gleich Gertraud und unser Sohn Andreas gemeinsam mit Verwandten und ein paar Stammgästen zu Besuch und rissen mich aus meiner Endzeit-Stimmung. Alle sprachen mir Mut zu. Und das tat schon sehr gut. Aber durchstehen musste ich das Ganze alleine. Die Nacht war eine Katastrophe, ich machte kein Auge zu!“

Dann endlich 8.00 Uhr: Operationsvorbereitung. Brustkorb rasieren, Nachthemd und Strümpfe werden gebracht. Toni macht sich fertig für seinen „schlimmsten Tag".

Er wird auf den Operationstisch gelegt, bekommt die Narkose.

„Und ich legte mein Leben in die Hände des Chirurgen OA Dr. Schwarz und seines Teams. ---

Um ca. 17.00 Uhr erwachte ich und überlegte kurz, ob ich schon im Himmel oder noch auf der Erde bin. Nachdem ich realisiert hatte, dass ich in einem Krankenbett lag, stand fest, es musste noch die diesseitige Welt sein. Wie immer es auch im Himmel sein würde, eine Aufwachstation gab es dort sicher nicht.

Ich bat die Schwestern meine Gattin zu verständigen. Kurz darauf war Gertraud auch schon da. An ihren Augen konnte ich sehen, wie froh sie war. Jetzt spürte ich eine große Erleichterung und irgendwie war ich glücklich!"

Anton Ott ist ein Adenocarcinom des rechten Lungenoberlappens entfernt worden. Auch wenn die Thorakotomie – die Eröffnung des Brustkorbes – für ein eingespieltes Chirurgen-Team beinahe schon zur Routine gehört, so handelt es sich dabei natürlich trotzdem um einen ganz massiven Eingriff. Dasselbe gilt im Besonderen für die Entfernung eines Organteils. Nur bei gesicherter Diagnose wird sich der Operateur dazu entschließen. Daher wird im Zuge der intraoperativen Exploration (also der genauen Erkundung der Gewebswucherung „vor Ort") nochmals makroskopisch zuerst die Bösartigkeit bestätigt, bevor der betroffene Teil der Lunge und die ebenfalls befallenen Lymphknoten entfernt werden.

Von chirurgischer Seite gesehen ist alles bei vorliegender Diagnose Angezeigte gemacht worden.

Eigentlich geht es jetzt „nur" noch um einen bestmöglichen postoperativen Heilungsverlauf.

Bereits zwei Tage nach der OP steht der Patient das erste Mal wieder auf:

„Am Fußende des Bettes war ein Leintuch angeknotet, an dem ich mich langsam hochzog. Der üblicherweise über einem Krankenbett angebrachte Bügel war weggenommen worden. Wenn ich mich nämlich daran hochgezogen hätte, wäre die Gefahr eines Wundrisses groß gewesen. Unterstützt von meiner Gattin und meiner Schwiegermutter, ging ich vorsichtig, auf ein Gehwagerl gestützt, spazieren. Langsam aber sicher kam ich wieder zu Kräften.

Am 18. Mai durfte ich dann nach Hause gehen."

Es scheint, als sei das – um im Bild des ersten Kapitels zu bleiben – Sommergewitter gut vorüber gegangen. Nicht ganz einen Monat hat der Spuk gedauert.

Das Schlimmste ist – so darf gehofft werden – ausgestanden. Laut abschließendem Befund ist eine „zusätzliche Behandlung derzeit nicht notwendig“. Einzig eine „engmaschige Observanz“ ist von ärztlicher Seite vorgesehen: also laufende Kontrollen und vorsorgliche Untersuchungen.

Aber was nach einem überraschenden Blitzsieg aussieht, ist bestenfalls ein Etappenerfolg.

Denn in Wahrheit hat der Leidensweg des Anton Ott gerade erst begonnen.

IV. – Familie

Die Familie – heißt es – ist ein Hort der Geborgenheit. Dort, wo man auch – oder vielleicht gerade in schweren Zeiten Halt findet. Nicht nur Mitgefühl allein. Vor allem Zuspruch und Aufmunterung sind für den Patienten, der an der Krankheit Krebs quasi doppelt leidet, von immens großer Bedeutung.

Zum einen sind da die körperlichen Symptome, die Gesundheitsbeeinträchtigung: Schmerzen, Schwäche, Unwohlsein. Auswirkungen, die viele „normale" Erkrankungen genauso mit sich bringen.

Darüber hinaus stürzt aber die Diagnose Krebs den Kranken noch in ein schlimmes seelisches Dilemma. Die landläufige Einschätzung verbindet mit dieser Krankheit – trotz des Wissens um die Leistungen der modernen Medizin – nach wie vor so unheilvolle Gedanken wie: „unheilbar" oder gar: „Todesurteil".

Kein Wunder, wenn ein Betroffener schwer deprimiert, verzweifelt, ohne Zukunftshoffnung ist. Natürlich versuchen in solchen Situationen vor allem auch Ärzte und Pflegepersonal den Kranken hilfreich zur Seite zu stehen.

Doch eine besondere, unvergleichliche Unterstützung kann da eben von Ehe-(Lebens-)partnern, Kindern, Geschwistern, … eben von der Familie, kommen: das Gefühl, mit seinen Sorgen und Ängsten nicht alleine zu sein, die Gewissheit, in dieser schweren Zeit in jeder Hinsicht unterstützt zu werden.

Anton Ott hat das Glück, nicht nur eine große Familie hinter sich zu haben, sondern auch noch viele Freunde, von denen er wusste, dass sie zum Beispiel seine Gattin im Geschäft unterstützen würden.

„Natürlich war das eine ganz schwere Zeit damals", so Gertraud Ott: *„Zum einen der Schock über die schwere Erkrankung meines Mannes. Obwohl ich eigentlich immer überzeugt war, dass alles gut vorbei geht, der Toni wieder gesund wird. Woher ich diese Überzeugung nahm, weiß ich nicht. Es war halt so. Zum anderen hatten wir damals nicht nur das Sport-Buffet in Pacht, sondern abends auch noch ein Tanz-Cafe. Unser Sohn Andreas machte gerade seine Kochausbildung in Bad Aussee. Ich wäre also – zumindest eine Zeit lang – alleine gewesen, um die Geschäfte zu führen. Und dazu wollte ich doch auch noch meinen Gatten im Krankenhaus besuchen bzw. ihn zu Hause betreuen. Da waren meine Geschwister, ihre Ehegatten und meine Mutter, die alle in der Nachbarortschaft wohnen, immer wieder eine große Hilfe. Genauso wie viele Freunde. Manchmal haben mich auch Stammgäste für ein paar Stunden im Lokal vertreten, damit ich ins Spital fahren konnte."*

Das alles bedeutet für den Patienten schon auch eine große Erleichterung: zu wissen, dass der Laden fürs Erste auch ohne ihn läuft. Trotzdem möchte er natürlich so schnell wie möglich selbst wieder mit anpacken.

V. – Andauernde Schmerzen

An Arbeit ist fürs Erste aber nicht zu denken. Doch die täglichen Spaziergänge führen Herrn Ott auch ins Lokal seiner Gattin. Und auch die Stammgäste freuen sich natürlich riesig, dass ihr Toni diese schlimme Geschichte so rasch überstanden hat. „Das Plaudern mit den Freunden tat gut, die vertraute Umgebung tat gut, es ging mir gut!"

Aber selbstverständlich hinterlässt das Ganze auch emotional seine Spuren.

„Ich war jetzt oft allein zu Hause und hatte viel Zeit zum Nachdenken. Und auch wenn ich mir sagte: 'Da hab ich ja noch mal Glück gehabt!', blieben auch unangenehme Gedanken: Was wäre gewesen, wenn? Was ist, wenn da was nachkommt?"

Er beobachtet sich und seinen Heilungserfolg sehr genau.

Da rufen die auf einmal auftretenden Rückenschmerzen natürlich Sorgen hervor.

Aber die Ärzte auf der Lungen-Ambulanz können beruhigen. Es gibt keine Anzeichen für einen gestörten Heilungsverlauf oder gar für irgendeinen dramatischen Vorgang im Brust- oder Rückenbereich. Ganz im Gegenteil. Aufgrund der vorliegenden Befunde können etwaige Tochtergeschwüre definitiv ausgeschlossen werden.

Gegen die Schmerzen werden Analgetika (Schmerzmittel) verordnet. Und diese bleiben für lange Zeit Tonis tägliche Begleiter.

Bis er am 1. Juli wieder stationär im Krankenhaus aufgenommen wird.

Die umfangreichen Untersuchungen bringen zwar glücklicherweise keinen Hinweis auf ein Tumorrezidiv (Wiederauftreten des Krebsgeschwürs) oder eine Metastasierung, aber eine struma nodosa wird diagnostiziert: eine Schildrüsenvergrößerung. Anton Ott hat einen Kropf.

Auch wenn nur eine latente Hyperthyreose (Schilddrüsenüberfunktion) festzustellen ist, wird zu einer Operation geraten.

Am 23. August kommt Toni also erneut unters Messer. Operation und Verlauf sind komplikationslos. Endeffekt: keine Schilddrüse mehr, aber dafür noch eine Tablette (Hormonersatztherapie) pro Tag zusätzlich.

Mittlerweile ist es November geworden. Die onkologischen Kontrollen verlaufen glücklicherweise ergebnislos. Eigentlich müsste der Patient recht zufrieden sein. Wenn da nicht diese starken Schmerzen wären.

Natürlich verfolgt auch OA Dr. Kolb diese Schmerzsymptome mit einigem Unbehagen. Denn aus medizinischer Sicht ist Anton Ott noch lange nicht über dem Berg.

„Die 'Fünf-Jahres-Überlebensrate' ist bei Krebserkrankungen ein anerkannter Maßstab. Das heißt, wenn es nach einer erfolgreichen Krebstherapie fünf Jahre lang zu keinem Rezidiv und keiner Metastasenbildung kommt, können wir von einer Heilung sprechen. Davon waren wir natürlich noch weit weg. Auch wenn die onkologischen Kontrolluntersuchungen ergebnislos verliefen, hieß es trotzdem wachsam sein. Daher war die Schmerzsymptomatik bei Herrn Ott selbstverständlich sehr ernst zu nehmen."

Auch wenn kein unmittelbares Krankheitsgeschehen dafür festgemacht werden kann, müssen die Schmerzen klarerweise behandelt werden.

Die Anästhesistin Dr. Martina Kastner kann Hilfe mit einer speziellen Schmerztherapie anbieten.

Zunächst durch Infiltrationen im Brust- und Rückenbereich und danach durch ein sogenanntes TENS-Gerät: Transkutane elektrische Nervenstimulation.

„Mit vier Saugnäpfen konnte ich Elektroden am Körper befestigen und mit einem Steuergerät gezielt schwache Ströme zur Schmerzbekämpfung abgeben. Das hat mir gut geholfen und ich fühlte mich endlich wieder wohl. Mehr und mehr gelang es mir auch, wieder unter die Leute zu gehen. Meine Familie und ich konnten wieder lachen. Wie es aussah, hatte ich alles gemeistert."

Doch der heimtückische Krebs gönnt Anton Ott nur eine kurze Verschnaufpause.

VI. – Schock: Tumor nachgewachsen

Zu Beginn des neuen Jahres werden die Schmerzen dann wieder viel schlimmer und auch der Allgemeinzustand verschlechtert sich zusehends.

Am 30. Jänner wird der leidgeprüfte Patient neuerlich stationär an der Lungenabteilung im KH Wels aufgenommen. Das gesamte Untersuchungsprozedere setzt wieder ein.

Mit einem niederschmetternden Ergebnis:

„OA Dr. Kolb ließ mich in sein Besprechungszimmer rufen. Er sagte: 'Herr Ott, ich habe eine schlechte Nachricht für Sie! Genau dort, wo sich die Narbe der Operation befindet, ist ein Tumor nachgewachsen.'

Ein furchtbarer, unbeschreiblicher Schock! Vielleicht schlimmer noch als bei der Erstdiagnose. Ich war dem Zusammenbruch nahe. War denn alles umsonst gewesen? Die Anstrengungen der Ärzte: vergebens? Meine erduldeten Schmerzen: für nichts? Die Hoffnungen meiner Familie, meine Sehnsucht auf eine frohe Zukunft: endgültig zerstört?

Ich ließ meinen Tränen freien Lauf, schluchzte meine Verzweiflung heraus. Dr. Kolb bot mir eine Beruhigungstablette an. Er wollte die weitere Vorgehensweise mit mir besprechen. Denn, auch wenn für mich im Augenblick alles aussichtslos schien, er gab nicht auf. Nicht mich, nicht den

Kampf gegen diese furchtbare Krankheit. Ich lehnte die Tablette ab und hörte ihm zu, ohne jedoch das Gesagte richtig aufzunehmen.

Irgendwo in weiter Ferne erklärte seine Stimme, dass bei einer neuerlichen Operation der Brustkorb geöffnet und der gesamte rechte Lungenflügel entfernt werden sollte.

Ich dachte: auch schon egal!

Dr. Kolb merkte wohl, wie wenig aufnahmebereit ich war, und bestellte mich für 14.00 Uhr nochmals zu sich. Dann, wenn auch meine Frau zu Besuch kommen sollte.“

Gemeinsam mit seiner Gattin geht Toni am Nachmittag dann nochmals zu Dr. Kolb.

Dieser erläutert ihm, wie es weitergehen soll:

„Er hatte in der Mittagspause mit den Chirurgen Rücksprache gehalten. Sie rieten von dem in Betracht gezogenen Eingriff ab. Die Nutzen-Risiko-Abwägung wäre zu unsicher gewesen. Irgendwie war mir dann ein bisserl leichter. Einer weiteren schweren Operation auszukommen schien mir eine günstige Mitteilung zu sein.“

Aber geschehen muss natürlich etwas. Dr. Kolb entschließt sich zur Durchführung einer Chemotherapie für seinen Patienten.

Beginn des 1. Zyklus soll der 21. Februar 2002 sein.

Lungen Abteilung

Klinikum
Kreuzschwestern Wels

KREUZSCHWESTERN

D Gebietskrankenkasse Chefarzt der A 4710 Gri
D Radiotherapie KH der Barm. Schwestern - A 4

Pneumologische Abteilung
Prim. Dr. Josef Eckmayr

Tel: 07242 / 415 – 2382
Fax: 07242 / 415 – 3964

Allergie- und Allgemeine Ambulanz
Dienstag und Donnerstag, 11 – 12 Uhr
Schlafmedizinische Ambulanz
Dienstag, 14.00 – 15 Uhr

Wels, am 28.10.2004

Patient:	**Ott Anton**, geb. am **23. 4.1958**
wohnhaft in:	**4701 Bad Schallerbach** [redacted]
Stationärer Aufenthalt	**30. 1.2002** bis **14. 2.2002**
Aufnahmezahl:	**02004570**

Besten Dank für die Einweisung Ihres oben genannten Patienten, welcher vom 30. 1.2002 bis 14.2.2002 an unserer Abteilung in stationärer Behandlung stand.

AUS DER ANAMNESE UND DEN DURCHGEFÜHRTEN UNTERSUCHUNGEN ERGABEN SICH FOLGENDE DIAGNOSEN:

C34.11 HD - Rezidiv eines wenig differenzierten Adenocarcinoms im Bereich des Lungenoberlappenstumpfes rechts vom bronchiolo-alveolären Typ, Stadium zum Zeitpunkt der Diagnose II A, pT1 N1 M0, neues Stadium III B, T2 N3 M0

C77.1 - intrathorakale Lymphknotenmetastasen (mediastinal, hilär)
- Zustand nach Oberlappenlobektomie mit Lymphknotendissektion am 9.5.2001

E89.0 - ungenügend substituierte Hypothyreose bei Zustand nach Strumaresektion im August 2001

D I S K U S S I O N:

Die stat. Aufnahme des Patienten erfolgte zur Staging-Untersuchung bei Zustand nach Oberlappenlobektomie rechts wegen eines Bronchialcarcinoms. Beim Patienten bestehen seit geraumer Zeit massive Arthralgien.

In der Computertomographie des Thorax imponierte im Mediastinum zwischen rechtem Hauptbronchus und der Vena cava superior eine ca. 5 cm große tumoröse Raumforderung. Zudem bestanden mediastinale und hiläre Lymphknotenvergrößerungen.

Es wurde nun eine Bronchoskopie in Allgemeinnarkose durchgeführt. Dabei zeigte sich im Bereich des Bronchusstumpfes ein relativ großer Rezidivtumor, endobronchial gelegen.
Die histologische Aufarbeitung der Zangenbiopsie bestätigte die Verdachtsdiagnose eines Tumorrezidivs (Tumorzellgruppen eines wenig differenzierten Adenocarcinoms).
In den übrigen Untersuchungen fanden sich keine Metastasen

Riesenschock: Tumor nachgewachsen

VII. – Chemotherapie

Wie schon in Kapitel II erwähnt, sieht sich die Medizin bei der Krebsbehandlung gezwungen, einen radikalen Weg zu beschreiten. Der Krebs ist ein lebensbedrohlicher Feind, der mit allen zu Gebote stehenden Mitteln bekämpft, aus dem Körper des Erkrankten beseitigt, d.h. vernichtet werden muss.

Nicht immer ist ein Herausschneiden des Geschwürs möglich. Wenn das Karzinom aufgrund seiner Größe, der Lokalisation, des Allgemeinzustands des Patienten oder anderer Ursachen inoperabel ist, muss versucht werden, die Krebszellen im Körper zu zerstören oder zumindest deren Weitervermehrung zu verhindern.

Eine der klassischen, weil schon seit Jahrzehnten angewandten, Methoden ist die Behandlung mit sogenannten Chemotherapeutika. Das sind natürlich oder synthetisch hergestellte Stoffe, die vor allem selektiv Tumorzellen schädigen sollen. Allerdings haben diese Medikamente auch zum Teil erhebliche Nebenwirkungen.

„*Natürlich treten bei der Chemotherapie unerwünschte Nebenwirkungen auf, das liegt in der Natur der Wirkstoffe, aber diese sind im Vergleich zu früher wesentlich moderater. Hier hat die pharmazeutische Weiterentwicklung schon deutliche Verbesserungen bewirkt*“, erläutert OA Dr. Rainer Kolb. „*In der Krebsbehandlung sind die Chemothera-*

peutika so ausgelegt, dass sich schnell teilende Zellen zerstört werden. Sich unkontrolliert schnell teilende Zellen stellen ja das Wesen einer Krebswucherung dar.

Wenn also ein Medikament selektiv genau solche und nur solche Zellen vernichtet, normale gesunde Zellen aber nicht angreift, so ist damit eine wirksame Tumorbekämpfung möglich. Es gibt aber auch Körperzellen, die zwar die Eigenschaft haben sich schnell zu teilen, aber überhaupt nicht gefährlich oder gar bösartig, ja ganz im Gegenteil lebensnotwendig sind. Das sind vor allem die roten und weißen Blutkörperchen. Und diese werden durch die Therapeutika zum Teil schwer geschädigt

Die Leukozyten (weiße Blutkörperchen) sind wichtig bei der Infektabwehr. Menschen, die eine Chemotherapie erhalten, sind daher sehr infektanfällig. Erythrozyten (rote BK) sind unter anderem wichtig für den Sauerstofftransport im Körper. Darum fühlen sich Patienten während der Behandlung oft matt und müde, weil weniger Blutkörperchen weniger Sauerstoff in die Zellen bringen.

Natürlich gibt es auch Gegensteuerungsmaßnahmen, aber von einer gewissen Beeinträchtigung der Lebensqualität muss für die Dauer der Behandlung ausgegangen werden.

Auch der während der Therapie mögliche Haarausfall ist darauf zurück zu führen, dass die Haarfolikel zu den sich schnell teilenden Zellen gehören und von den Medikamenten angegriffen werden. Ein solcher Haarausfall ist aber ge-

nauso wie die Schädigung des Blutbildes nach Ende der Therapie voll reversibel."

Am 21. Februar 2002 beginnt Ott eine Polychemotherapie mit den beiden Substanzen Carboplatin und Gemzar.

Er verträgt die erste Gabe gut und darf bereits am Folgetag wieder nach Hause. Am 8. Tag dieses ersten Zyklus erhält er dann den zweiten Teil ambulant. Sechs solcher Zyklen werden fürs Erste vereinbart.

Zur zweiten Serie wird er für den 15. März bestellt. Aber bereits eine Woche vorher kehrt er wieder auf die Lungenstation zurück. „*Es ging mir schlecht. Ich hatte große Atemprobleme und fühlte mich sehr schwach. Und die starken Schmerzen wurden auch durch die vielen Tabletten nicht leichter.*"

Als er dann auch noch beim Husten Blut zu spucken beginnt, lässt er sich von Sohn Andreas schnurstracks ins Krankenhaus bringen.

VIII. – Tumorausräumung

Um wieder auf den bildhaften Vergleich mit einer Wettersituation zurückzukommen: Über Anton Otts Leben hat sich ein furchtbarer Sturm zusammengebraut.

Das Tumorrezidiv wächst endobronchial, also in den Bronchus hinein und beginnt den rechten Lungenoberlappen zu verschließen. Somit wird diese Seite der Lunge nicht mehr genügend belüftet. Der Patient atmet praktisch nur noch mit der linken Lungenhälfte. (Abb.2, 3)

„*Die eingeschränkte Sauerstoffaufnahme macht Kranken natürlich zu schaffen, ist aber nicht das eigentliche Problem*“, erklärt OA Dr. Kolb: „*Wenn die Lebensführung entsprechend angepasst wird, kann auch bei reduziertem Lungenvolumen ausreichend Atemluft aufgenommen werden.*

Wir wissen, dass selbst Patienten, bei denen ein ganzer Lungenflügel, also die Hälfte der Lunge entfernt werden musste, im täglichen Leben praktisch kein Sauerstoffdefizit empfinden. Wenn keine größeren Anstrengungen unternommen werden, kommt der Mensch auch mit halbem Lungenvolumen ganz gut zurecht.

Die Gefahr bei einem Verschluss des Bronchus ergibt sich nicht durch verringertes Einatmen, sondern liegt sozusagen im Gegenteil: Es kann aus diesem Teil der Lunge nicht richtig ausgeatmet und damit auch nicht richtig – und das ist das Entscheidende – ausgehustet werden. Gerade bei einem Kranken bildet sich in der Lunge ein Sekret, das rausgehört und abgehustet werden muss. Wenn das nicht möglich ist, stellt dieses Sekret den idealen Nährboden für Bakterien und damit für Infektionen dar. Es kommt zu einer schweren Lungenentzündung, die schlussendlich tödlich sein kann."

Die Chemotherapie hat ganz offensichtlich (noch) nicht gewirkt. Der Tumor wächst anscheinend ungebremst weiter.

Und bringt Anton Ott am 12. März erstmals in akute Lebensgefahr:

Die Wucherung beginnt zu bluten. Folge: das erwähnte Blutspucken.

OA Dr. Kolb: „*Es kam zu einer schweren Hämoptoe, zu heftigem Bluthusten. Offenbar war ein nahe an der Oberfläche des Tumors liegendes Blutgefäß aufgebrochen.*

Damit war eine dramatische Situation eingetreten. Einen Teil des austretenden Blutes hustete Herr Ott glücklicherweise aus. Wie viel in die Lunge einsickerte, konnte nicht gesagt werden. Eines stand aber fest: 200 ml Blut – nicht ganz ein Yoghurtbecher voll – in der Lunge sind absolut tödlich, der Mensch erstickt daran.

Es war daher sofortiges Handeln notwendig. Die Blutung musste umgehend gestillt werden.“

OA Dr. Kolb entschließt sich zur Tumorausräumung mit gleichzeitigem Verschluss des blutenden Gefäßes. Ein gefahrvoller Eingriff, hohes Risiko unter extremen Bedingungen:

„Alles, was wir Mediziner in so einer Situation machen können, bedeutet 'high risk'! Aber die Alternative wäre: nichts zu tun. Und das würde den sicheren Tod des Patienten bedeuten. Es bleibt also gar nichts anderes übrig, als das Wagnis einzugehen.“

In Vollnarkose wird dem Patienten zuerst das Intubationsrohr eingeführt. In diesem gibt es zwei Kanäle. Durch den einen wird eine kleine Kamera mit angebrachter Lichtquelle bis zum Operationsgebiet vorgeschoben. Durch den anderen Kanal bewegt der Operateur das Arbeitsgerät: einen Argon-Beamer. Zusätzlich wird der Kranke noch durch das Intubationsrohr vom Anästhesisten beatmet. Neben entsprechendem fachlichem „Know-how“ sind vom gesamten Operationsteam höchste handwerkliche Fähigkeiten gefordert, um die notwendige Präzision für das gewagte Unternehmen zu gewährleisten.

„Der Argon-Beamer ist ein Gerät, bei dem die Lichtenergie eines Lasers durch das Edelgas Argon in thermische Energie – in Wärme – umgewandelt wird. Damit kann ein blutendes Gefäß koaguliert, vereinfacht ausgedrückt: verschweißt, werden. Gleichzeitig ist es möglich, Zellgewebe schichtweise abzutragen. Die Schwierigkeit und das hohe Risiko des Eingriffs liegen zum einen am Operationsgebiet und zum anderen an der Methode.

Ein Tumor ist – das liegt in seiner Natur, damit er schnell wachsen kann – bestens durchblutet, von vielen Blutgefäßen durchzogen. Bei der Tumorabtragung arbeiten wir im Millimeterbereich unter zum Teil schwierigsten Sichtbedingungen, weil bei der Verdampfung von Gewebe durch die Laserhitze Rauch entsteht. Wenn ich aber jetzt zuviel abtrage und ein Gefäß erwische und eröffne, das nicht koaguliert, erreiche ich genau das Gegenteil von dem, was ich wollte: Es kommt zu einer starken Blutung, die nicht mehr zu stoppen ist.

Argon hat die Eigenschaft, mit Sauerstoff ein höchst explosives Gemisch zu bilden. Der Patient muss aber während des Eingriffs mit Sauerstoff beatmet werden. Wir lösen das Problem durch eine ständige Kommunikation Operateur-Anästhesist. Kurz vor jedem Beamer-Stoß gebe ich Bescheid und der Anästhesist stoppt kurz die Sauerstoffzufuhr. Das darf aber für den Patienten nie zu lang werden. Wie schon gesagt: Das alles bedeutet: 'high risk' – höchstes Risiko!“

Zwei Stunden lang arbeitet OA Dr. Kolb im wahrsten Sinne mit Händen und Füßen: Die Kamera steuert er mit der einen, den Beamer mit der anderen Hand. Das Argon dosiert er über einen Fußschalter.

Der Eingriff gelingt. Die Lebensgefahr ist fürs Erste gebannt.

IX. – Strahlentherapie

Solange der Tumor weiter wächst, ist die nächste Krise allerdings bereits absehbar. Daher entschließen sich die Ärzte zu einem weiteren Behandlungsschritt: Zusätzlich zur Chemotherapie soll noch eine andere Methode der Krebsbekämpfung zum Einsatz kommen. Man rückt der Krankheit gleichsam „in Stereo" (Zitat OA Dr. Kolb) zu Leibe.

Anton Ott wird an die Radio-Onkologische Abteilung am Krankenhaus der Barmherzigen Schwestern in Linz überwiesen. Und zwar zur endoluminalen Brachytherapie.

Dabei handelt es sich um eine Strahlentherapie, bei der versucht wird, durch gezielte ultraharte Röntgen- oder Gammastrahlung eine maximale Schädigung des Tumorgewebes bei gleichzeitiger maximaler Schonung des umgebenden gesunden Gewebes zu erreichen.

Am 25. und 26. März wird dem Patienten nun jeweils über die Nase eine Bestrahlungssonde bis in den rechten Hauptbronchus vorgeschoben und das Karzinom damit aus nächster Nähe mit einer Energie von 12 Gy (= Gray; Einheit für Energiedosis) bestrahlt.

Anton Ott verträgt die Behandlung im Großen und Ganzen gut.

In den folgenden Monaten erhält er laufend und nach Plan insgesamt fünf weitere Zyklen der Chemotherapie.

Allerdings ist leider keine Befundbesserung festzustellen.

Auch subjektiv fühlt er sich schlechter statt besser. Er leidet unter starker Verstopfung, hat keinen Appetit und den ganzen Tag friert ihn.

„Gegen das unangenehme Kältegefühl ließ sich wenigstens was machen. Ich hab mir einen Heizlüfter besorgt und den immer, wenn ich zu Hause war, selbst bei angenehmen Außentemperaturen, vor mir aufgestellt, um meine Füße zu wärmen. Der mangelnde Appetit hing sicher mit der Verstopfung zusammen. Wenn die Ausscheidung nicht richtig funktioniert, ist der Körper wahrscheinlich an weiterer Nahrungszufuhr nicht so sehr interessiert. Und leider war die Verdauung nicht ordentlich in Gang zu bringen. Es war, als würde der Darminhalt versteinern. Der Stuhlgang wurde zur Qual.“

Diese massive Obstipation ist aller Wahrscheinlichkeit nach eine Nebenwirkung der vielen Medikamente, die Anton verabreicht bekommt.

„Laut Beipacktext war unter anderem bei der Einnahme von 'Vendal' mit Verstopfungen zu rechnen. Das war aber das Schmerzmittel, ohne das ich es damals meist nicht ausgehalten hätte. Die Medikamente, die ich zur Ankurbelung der Verdauung verordnet bekam – u.a. Laevolac, wirkten

leider überhaupt nicht. Bei einer ambulanten Strahlentherapie bei den Barmherzigen Schwestern in Linz bekam ich dann endlich einen hilfreichen Tipp: 'Probieren Sie doch einmal Movicol!' Das brachte endlich die so notwendige Erleichterung."

X. – Wunderheiler

Anton Otts schlechter Gesundheitszustand bereitet selbstverständlich auch den Familienangehörigen Sorgen. Es wird nachgedacht, ob man nicht vielleicht über eine besondere Heilmethode, ein spezielles Medikament, eine geeignete Diät oder Ähnliches gehört habe. Denn jeder hat natürlich den Wunsch, doch irgendwie zu helfen.

„Besonders zu Herzen ging das alles auch meiner Schwester Christl. Als ich wieder einmal vom Krankenhaus nach Hause durfte, kam sie gemeinsam mit ihrem Gatten aus St. Pölten zu Besuch. Da die beiden finanziell recht gut gestellt sind, bot sie mir an, mich in ein anderes Krankenhaus bringen zu lassen. Das lehnte ich ab, da ich überzeugt war, dass meine Ärzte ohnehin alles Menschenmögliche versuchten, um mir zu helfen.

Christl ist aber auch eine sehr gläubige Frau. Sie schenkte mir ein Bild von Jesus Christus mit ihrer handschriftlichen Widmung auf der Rückseite (siehe Abb. 4) und versprach, in einer Woche mit einem Wunderheiler wiederzukommen. Tatsächlich brachte sie beim nächsten Mal diesen Mann mit. Er erklärte mir, dass ich einen starken Glauben an Gott bräuchte, nahm meine Hand und sagte, dass nun all meine

Schmerzen auf ihn übertragen würden und Gott mich heilen sollte.

Dann vereinbarten wir für die folgende Woche, wenn es mein Zustand schon erlauben sollte, ein weiteres Treffen bei meiner Schwester.

Gertraud und ich fuhren also nach St. Pölten. Ich war froh, wieder einmal woanders hin als ins Krankenhaus nach Wels oder Linz zu fahren. Christl und ihr Mann freuten sich auch sehr über unseren Besuch. Wahrscheinlich werteten sie es ja als gutes Zeichen, dass ich überhaupt da sein konnte.

Der Wunderheiler hatte einen Kollegen mitgebracht. Mit dem ging ich ins Nebenzimmer. Dort legte er mir die Hand auf die Stirn und sprach laute Worte, die ich aber nicht verstand. Währenddessen trat er hinter mich, immer wieder diese fremdartigen und mir unverständlichen Worte vor sich her sagend.

Mir wurde irgendwie eigenartig zumute und plötzlich fiel ich nach hinten um. Als ob der Mann darauf gewartet hätte, fing er mich auf, und daraufhin gingen wir gemeinsam wieder zu den anderen zurück. Als ich ihnen, noch immer etwas benommen nach dem soeben Erlebten, davon erzählte, hatte niemand eine Erklärung dafür, nicht einmal jener Mann selbst.

Dieses Erlebnis hat mich später noch oft sehr beschäftigt, und bis heute kann ich nicht verstehen, warum ich damals umgefallen bin.

Jedenfalls war die Hoffnung groß, dass es etwas Positives bei mir bewirkt hatte, obwohl ich eigentlich von Wahrsagern, Wunderheilern und all diesen Dingen bisher nicht viel gehalten und ich mich daher auch nicht viel damit befasst hatte.

Doch wie so viele Menschen, die sich in einer verzweifelten Situation befinden und sich an jeden Strohhalm klammern, so hoffte auch ich auf eine wundersame Genesung.

Doch leider wurde ich bitter enttäuscht:
Vierzehn Tage später hatte ich Metastasen in den Nebennieren."

XI. – Massive Verschlechterung

Am 17. Juli wird Ott wegen „massiver thoracaler Schmerzzustände" neuerlich ins Krankenhaus Wels eingeliefert.

Die neue Befundsituation ist niederschmetternd. In der Computertomographie zeigt sich eine dramatische Tumorprogredienz: Das Karzinom ist stark gewachsen.

Darüber hinaus werden erstmals auch Metastasen in den Nebennieren diagnostiziert.

In der Bronchoskopie muss ein kompletter Verschluss des rechten Hauptbronchus festgestellt werden. (Abb. 5)

Mit dem nochmaligen Einsatz des Argon-Beamers gelingt es den Ärzten am 19. Juli, eine Öffnung des Verschlusses zu erarbeiten. Dabei kommt poststenotisch, also hinter dem Verschluss, eine eitrige Bronchitis zum Vorschein.

Nach der Tumorausräumung bessert sich der Zustand des Patienten leicht. Am 23. Juli beginnt die zweite Chemotherapie. Einen Tag später wird Toni wieder nach Hause entlassen.

Nur zwei Wochen später folgt der nächste Krankenhausaufenthalt, die nächste Tumorausräumung. Schon wieder war der Bronchus durch den weiter gewachsenen Tumor verschlossen und es hat sich eine poststenotische Pneumonie, eine Lungenentzündung, ausgebildet. – Zusätzlich zur Chemo soll nun auch wieder eine Strahlentherapie durchgeführt werden.

Die Ärzte kämpfen, sie wollen nichts unversucht lassen.

Aber Anton Ott beginnt der Mut zu verlassen, die Zuversicht schwindet. Wenn er so nachdenkt, muss er feststellen: Seit Monaten geht es stetig bergab. Die nach den einzelnen Krankenhausaufenthalten aufkeimenden Hoffnungen sind jeweils enttäuscht worden. Alle Therapieversuche haben das Tumorwachstum bis dato nicht stoppen können. Im Gegenteil: Rund fünfzehn Monate nach der niederschmetternden Krebsdiagnose meint er zu erkennen: Alle Bemühungen der Ärzte, die vielen Tage im Krankenhaus, der ganze therapeutische Aufwand, die Unmengen von Tabletten, die er geschluckt hat: alles umsonst!

Verzweiflung kommt hoch. Es scheint aussichtslos. Und er beginnt sich mit seinem – viel zu frühen – Ende zu beschäftigen. „Oh mein Gott, warum, warum so bald? Ich lebe doch so gerne. Mit meiner Frau, mit meinem Sohn. Wir wollten doch gemeinsam alt werden. Und jetzt?"

Jetzt sieht er keine Zukunft mehr für sich. Es wird wohl nicht mehr lange dauern und er wird seinen letzten Atemzug getan haben. Dann wird sein Körper den Weg alles Irdischen gehen: Asche zu Asche, Staub zu Staub … Ruhe in Frieden!

Da schreckt er aus seinen tiefschwarzen Gedanken: Wo wird man ihn denn begraben? Familiengrab gibt es keines. Er möchte aber noch wissen, wo seine letzte Ruhestätte sein wird. Daher geht er zum Pfarrer von Wallern, um ein Grab auf dem Ortsfriedhof zu bestellen. Für sich selbst. Mit nur 45 Jahren glaubt er das Ende schon kurz vor sich zu haben.

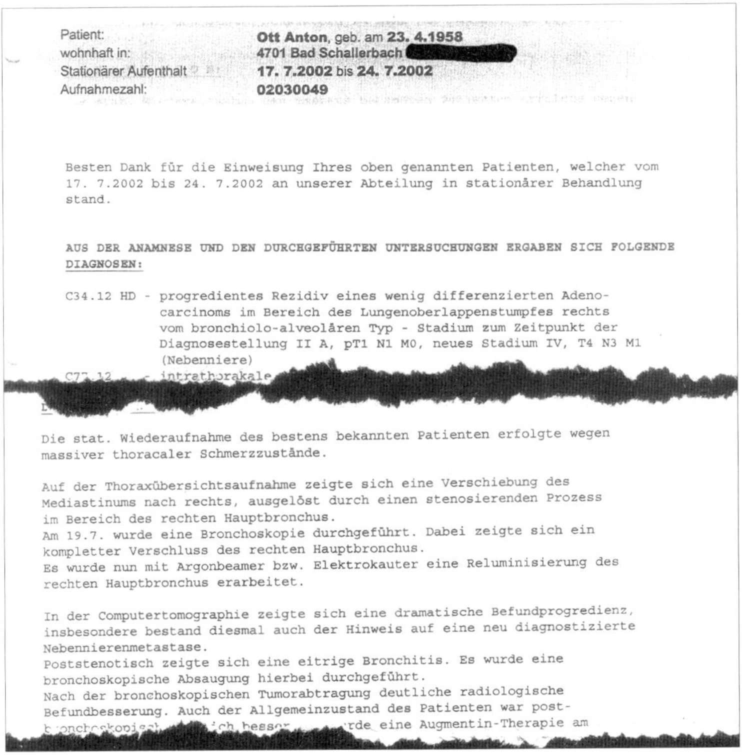

Patient: **Ott Anton**, geb. am **23. 4.1958**
wohnhaft in: **4701 Bad Schallerbach** [redacted]
Stationärer Aufenthalt: **17. 7.2002** bis **24. 7.2002**
Aufnahmezahl: **02030049**

Besten Dank für die Einweisung Ihres oben genannten Patienten, welcher vom 17. 7.2002 bis 24. 7.2002 an unserer Abteilung in stationärer Behandlung stand.

AUS DER ANAMNESE UND DEN DURCHGEFÜHRTEN UNTERSUCHUNGEN ERGABEN SICH FOLGENDE DIAGNOSEN:

C34.12 HD - progredientes Rezidiv eines wenig differenzierten Adenocarcinoms im Bereich des Lungenoberlappenstumpfes rechts vom bronchiolo-alveolären Typ - Stadium zum Zeitpunkt der Diagnosestellung II A, pT1 N1 M0, neues Stadium IV, T4 N3 M1 (Nebenniere)

[redacted]

Die stat. Wiederaufnahme des bestens bekannten Patienten erfolgte wegen massiver thoracaler Schmerzzustände.

Auf der Thoraxübersichtsaufnahme zeigte sich eine Verschiebung des Mediastinums nach rechts, ausgelöst durch einen stenosierenden Prozess im Bereich des rechten Hauptbronchus.
Am 19.7. wurde eine Bronchoskopie durchgeführt. Dabei zeigte sich ein kompletter Verschluss des rechten Hauptbronchus.
Es wurde nun mit Argonbeamer bzw. Elektrokauter eine Reluminisierung des rechten Hauptbronchus erarbeitet.

In der Computertomographie zeigte sich eine dramatische Befundprogredienz, insbesondere bestand diesmal auch der Hinweis auf eine neu diagnostizierte Nebennierenmetastase.
Poststenotisch zeigte sich eine eitrige Bronchitis. Es wurde eine bronchoskopische Absaugung hierbei durchgeführt.
Nach der bronchoskopischen Tumorabtragung deutliche radiologische Befundbesserung. Auch der Allgemeinzustand des Patienten war post-
[redacted] eine Augmentin-Therapie am

Dramatische Befundprogredienz

XII. – Lebensrettung

Vielleicht kann ja der Krebs im Körper umso leichter wüten, je mehr der Widerstand des Geistes schwindet.

Jedenfalls spitzt sich die Lage für den armen Anton Ott dramatisch zu.

Es scheint, als würden die operativen Eingriffe, die Chemo- und die Strahlentherapien der vergangenen Wochen den Tumor eher zu noch mehr Wachstum anregen.

Schon am 1. September muss sich der Patient abermals ins Krankenhaus bringen lassen. Es geht stetig zunehmend immer schlechter. Er bekommt kaum noch Luft und ist so schwach, dass er sich fast nicht auf den Beinen halten kann.

Und trotzdem lodert noch ein Funke Hoffnung in ihm. Zwar spürt er instinktiv, sein Körper steht kurz vor der endgültigen Niederlage im Kampf gegen den unbarmherzigen Feind.

Doch der Geist will doch noch nicht aufgeben und gibt der Hoffnung einen Namen: Dr. Kolb!

Fast eineinhalb Jahre ist es nun her, dass Anton Ott aus dem Mund des Oberarztes der Lungenabteilung im KH Wels die niederschmetternde Diagnose seiner Erkrankung hören musste. Ganz natürlich, dass er damals keine besonders freundlichen Gefühle diesem Arzt gegenüber empfand: Wer liebt schon den Überbringer einer schlechten Nachricht?

Aber in den Monaten seither ist Dr. Kolb für seinen Patienten zum Inbegriff der medizinischen Anstrengung bei der Behandlung einer scheinbar unheilbaren Krankheit geworden. Zwar hat er ihn nie im Unklaren über die Dramatik dieser Erkrankung gelassen oder gar wundersame Therapieerfolge in Aussicht gestellt. Aber er hat in ihm die Gewissheit hinterlassen, alles medizinisch Mögliche bei der Bekämpfung des Tumors und seiner Folgen zu tun.

Darum klammert sich Ott auch jetzt an sein Gefühl, das ihm sagt: Dr. Kolb kriegt dich wieder hin!

Doch dann der Schock. Nach der Einlieferung ins Krankenhaus muss der Patient erfahren, dass seine personifizierte Hoffnung für drei Tage auf einem Kongress weilt. Erst am 4. September wird OA Dr. Kolb wieder zum Dienst erwartet.

„*Jetzt ist es aus*", denkt sich der immer mehr verfallende Schwerkranke: Wie soll er das noch drei Tage aushalten? Ein Zeitraum, der auch für die anderen Ärzte der Abteilung unwahrscheinlich erscheint.

Es ist abermals durch den schon wieder gewachsenen

Tumor zu einem Verschluss des rechten Bronchus gekommen. Dahinter hat sich im somit nicht beatmeten Teil der Lunge abermals eine schwere Pneumonie entwickelt. Es wird zwar umgehend ein weiterer operativer Eingriff vorbereitet. Aber nach einer nochmaligen eingehenden Untersuchung und sorgfältiger Abschätzung des Operationsrisikos muss aufgrund der schlechten Prognose von dem Vorhaben Abstand genommen werden.

Es bleibt nur, den Patienten medikamentös zu behandeln. Allerdings ist es eine unabwendbare Tatsache, dass ab einem bestimmten Schweregrad einer Lungenentzündung die antibiotische Therapie unter Umständen nicht mehr rasch genug wirksam ist. Die Pneumonie nimmt dann einen unaufhaltsamen tödlichen Verlauf.

Eine Situation, bei der alle ärztliche Kunst und alle pharmazeutischen Möglichkeiten ihre Grenzen finden. Für Anton Ott war diese Grenze – bei linearem Verlauf – in den nächsten Stunden zu erwarten.

Aber einmal noch bäumt sich der Toni auf, zeigt der Geist dem Körper, wer der Herr im Ring ist, lässt sich der Überlebenswille nicht um seine letzte Chance bringen.

Und die heißt eben Dr. Rainer Kolb und wird am 4. September um 8.00 Uhr morgens ins Krankenhaus kommen. Zwar ist der Kranke nur selten bei Bewusstsein, kann auf keine Uhr sehen, weiß nicht, wie lang der Weg dorthin ist. Aber er kennt sein Ziel. Und er erreicht es!

„Sofort bei Dienstantritt hat man mich über 'meinen Patienten' und seinen Zustand informiert. Die Situation war tatsächlich in allerhöchstem Maße dramatisch. Es hatte nun hohes Fieber eingesetzt, die Pneumonie war konservativ nicht mehr beeinflussbar, Herr Ott befand sich in akuter Lebensgefahr.

Die einzige – theoretische – Überlebenschance bestand darin, den Tumor – wie schon mehrmals – noch einmal mit dem Beamer abzutragen, damit es wieder zu der vielleicht lebensrettenden Belüftung des entzündeten Areals kommen konnte. Dagegen sprach allerdings die – ja auch schon von meinen Kollegen diskutierte – Prognose. Weil das Geschwür eben schon mehrmals operativ bearbeitet worden war, war die Gewebsschicht an dieser Stelle schon sehr dünn, um nicht zu sagen: hauchdünn.

Man kann sich das so vorstellen: Wenn man bei einem Elektrokabel immer wieder eine Schicht der Isolierung entfernt, ist man irgendwann am blanken Draht. Dann gibt es einen Kurzschluss! In unserem Fall entsprechen dem blanken Draht die Blutgefäße in der Wand der Luftröhre. Wenn ich jetzt bei einer nochmaligen Tumorabtragung ein Blutgefäß eröffnen würde, hieße das für meinen Patienten: Tod durch Verbluten.

Andererseits, wenn ich dieses Risiko nicht eingehen würde, bedeutete das auch das letale Ende von Herrn Ott. Der Unterschied war – grob, aber ehrlich, formuliert: Stirbt er im Bett oder auf dem OP-Tisch.

Für jeden Operateur ist es eine fachliche und menschliche Katastrophe, wenn ein Patient 'am Tisch', also bei der Arbeit, die ja genau das Gegenteil bewirken soll, verstirbt. Auch aus diesem Grund ist einsichtig, dass chancenlose Operationen nicht und alle riskanten nur nach strenger Nutzen-/Risiko-Abwägung durchzuführen sind.

In Herrn Otts Fall war eigentlich und streng betrachtet der Ausschluss einer Operation gegeben. Trotzdem habe ich mich entschlossen – bei Berücksichtigung der Alternative, glaube ich, nachvollziehbar – das Risiko in Kauf zu nehmen."

Ein Risiko, das ja, nüchtern betrachtet, für den Patienten gar keines mehr ist. Für den emotionalen Teil des Menschen Dr. Kolb aber eben schon. Doch der Arzt in diesem Menschen will das scheinbar Unmögliche möglich machen.

„*Also gut, machen wir's noch mal!*", lautet das lapidare Kommando an sein Team. Sinngemäße Übersetzung in Langform: Bereitet bitte so rasch wie möglich alles vor, der Patient muss umgehend auf den OP-Tisch, ich will noch einmal versuchen, die Wucherung in der Luftröhre des Anton Ott abzutragen!

In der nächsten Stunde vollbringt der Lungenfacharzt Dr. Rainer Kolb eine Meisterleistung als Mediziner und Feinmechaniker. Millimeter für Millimeter erarbeitet er unter den bereits bekannten Extrembedingungen nochmals eine Öffnung des Verschlusses. Doch auch bei exaktester handwerklicher Durchführung ist der Erfolg des Eingriffs keine Selbstverständlichkeit. Dazu braucht es schon auch noch das sprichwörtliche Glück des Tüchtigen. Mindestens!

Nur einen Tag nach dem dramatischen Eingriff lässt sich der Erfolg schon am Röntgen-Bildschirm nachweisen: Der erkrankte Teil der Lunge ist wieder regelrecht beatmet. Somit kann auch die medikamentöse Therapie wieder greifen.

Die Lebensrettung ist gelungen!!

XIII. – Das Weiterleben wird implantiert

OA Dr. Kolb sollte stolz auf seine Leistung und die des gesamten Teams sein. Und vor allem zufrieden mit dem Ergebnis. Doch das ist er nur bedingt. Denn eines ist klar: Noch einmal wird ein derartiger Eingriff nach menschlichem Ermessen nicht möglich sein.

Da aber bisher alle Versuche, das Tumorwachstum zu stoppen, nicht zum gewünschten Ergebnis geführt haben, ist in hohem Maße zu befürchten, dass auch der abermaligen Tumorabtragung nur ein zeitlich begrenzter Erfolg beschieden sein wird. Und zwar – so hart das auch klingen mag – zeitlich endgültig begrenzt!

Mit dieser Aussicht will sich Dr. Kolb aber keinesfalls abfinden. Er sucht nach einem Ausweg.

„Die Chemo- und die Strahlentherapie hatten nicht das erhoffte Ergebnis gebracht. Jedenfalls noch nicht. Der operativ verkleinerte Tumor wuchs immer wieder nach, die dadurch jeweils entstandene Stenose stellte wegen der sich dahinter ausbildenden Pneumonie das unmittelbare Problem dar. Wenn also schon das Krebswachstum zu diesem Zeitpunkt nicht zu bremsen war, musste ein Weg überlegt werden, den Verschluss des Bronchus zu verhindern.

Im menschlichen Körper gibt es ja die verschiedensten gangartigen Strukturen, bei denen es zu einem Verschluss oder einer Verengung, z. B. bei Druck von außen, durch einen Tumor, kommen kann: Gefäße, Gallengang, Speiseröhre, Luftröhre, etc.

Die Chirurgie hat Endoprothesen aus verschiedenen Materialien und mit unterschiedlichen Formen entwickelt, um im Bedarfsfall eine Offenhaltung eines solche Ganges erreichen zu können.

Solch ein Implantat nennt man Stent. (siehe Abb. 6)

Auch zur Einlage in einen Bronchus wurde ein Stent entwickelt. Allerdings ist die Applikation eine komplizierte und oft riskante Angelegenheit. Dem Patienten wird in Vollnarkose ein starres Metallrohr in die Luftröhre eingeführt und bis zum Bronchus vorgeschoben. Der Operateur kann das alles auf einem Röntgen-Bildschirm kontrollieren. Mit einem speziellen Instrument schiebt er nun den Stent durch dieses Metallrohr bis an die gewünschte Stelle.

Eine Schwierigkeit dabei ist, dass das Implantat nicht röntgendicht ist, d.h. dass man den Stent selbst unter dem Röntgen nicht sehen kann, sondern nur die Spitze des Applikators. (Abb.7) Die tatsächliche Position des Stent muss abgeschätzt werden. Dabei gibt es eine weitere Erschwernis: An diesem Stent befinden sich Widerhaken, die dafür sorgen sollen, dass er an der gewünschten Stelle unverrutschbar sitzt. Das heißt, wenn er falsch appliziert würde, könnte er nicht wieder zurückgezogen werden. Sonst würde die Wand des Bronchus verletzt und es käme unweigerlich zu einer tödlichen Blutung.

Ich habe also nur einen einzigen Versuch, den Stent optimal zu platzieren."

Die Stent-Einlage in einen Bronchus ist eine selten angewandte Methode. In Österreich hat die Lungenabteilung am KH Wels unter der Leitung von Prim. Dr. Josef Eckmayr auf diesem Gebiet allerdings eine recht große Erfahrung. Vor allem OA Dr. Kolb konnte in den vergangenen Jahren viele solcher Eingriffe erfolgreich durchführen.

Am. 6. September befindet sich Anton Ott daher schon wieder auf dem OP-Tisch. Und auch diesmal gehört der Eingriff in die Kategorie „high-risk".

Routiniert und – darf man das sagen? – gewohnt erfolgreich führt Dr. Kolb auch die Stent-Implantation durch.

Nur drei Tage später geht der Patient, der vor einer Woche dem Tode nah ins Krankenhaus eingeliefert wurde, mit „erfreulicher AZ-Verbesserung" (Zitat Krankenblatt; AZ = Allgemeinzustand) nach Hause.

Allergie- und Allgemeine Amb...
Dienstag und Donnerstag, 11 – 12 Uh...
Schlafmedizinische Ambulanz
Dienstag. 14.00 – 15 Uhr

Wels, am 28.10.2004

Patient:	**Ott Anton**, geb. am **23. 4.1958**
wohnhaft in:	**4701 Bad Schallerbach** [redacted]
Stationärer Aufenthalt	**1. 9.2002** bis **9. 9.2002**
Aufnahmezahl:	**02035981**

Besten Dank für die Einweisung Ihres oben genannten Patienten, welcher vom 1. 9.2002 bis 9.9.02 an unserer Abteilung in stationärer Behandlung stand.

AUS DER ANAMNESE UND DEN DURCHGEFÜHRTEN UNTERSUCHUNGEN ERGABEN SICH FOLGENDE DIAGNOSEN:

C34.12 HD - progredientes Rezidiv eines wenig differenzierten Adenocarcinoms im Bereich des Lungenoberlappenstumpfes rechts vom bronchiolo-alveolären Typ - Stadium zum Zeitpunkt der Diagnosestellung II A, pT1 N1 M0, neues Stadium IV, T4 N3 M1 (Nebenniere)

C77.12 ... thorakale Lymphknotenmetastasen (mediastinal, hilär)

... ach Oberlappenlobektomie re. mit Lymphknotendissektion

Nach ... zung der Chemotherapie mit Taxotere geplant (3. Zyklus).

D I S K U S S I O N:

Am 1.9.2002 erfolgte die stationäre Aufnahme des Patienten wegen zunehmender Verschlechterung der respiratorischen Situation.

Während der Radiatio bei den Barmherzigen Schwestern in Linz ist es zu einer zunehmenden AZ-Verschlechterung gekommen. Auf der Thoraxübersichtsaufnahme zeigte sich wiederum ein kompletter Verschluß des rechten Hauptbronchus. Bereits 3 x wurde eine Tumorabtragung durchgeführt, die letzte am 9.8.2002.

Am 4.9. konnte nochmalig eine Tumorabtragung aus dem rechten Hauptbronchus erfolgreich abgeschlossen werden, es kam daraufhin wiederum zu einer normalen Belüftung der rechten Lunge. Antibiotisch verabreichten wir Augmentin aufgrund einer poststenotischen Pneumonie.

Im weiteren Verlauf wurde am 6.9. ein Dumon-Stent (TD 13 L40) implantiert. Aufgrund einer schweren Anämie wurden außerdem Blutkonserven verabreicht.

Nach Stentimplantation sehr erfreuliche AZ-Verbesserung mit deutlich verbesserter respiratorischer Situation.

Herr Ott konnte sch...

Stentimplantation

XIV. – Nur nicht aufgeben

Die neuerliche Tumorabtragung und die Stent-Implantation haben dem leidgeprüften Patienten – wenn auch nur vorerst, eine weitreichende Zukunftsprognose traut sich kein behandelnder Arzt zu – das Weiterleben ermöglicht. Gegen den Krebs selbst sind diese Eingriffe aber leider keine ursächlich wirksame Therapie. Das ist nicht nur den Medizinern bewusst. Auch Anton Ott ist klar, selbst trotz der bisherigen Misserfolge: Chemo und Strahlenbehandlung müssen fortgesetzt werden. Nur wenn die Progredienz der Erkrankung, also das Weiter-Fortschreiten eingedämmt werden kann, hat der Kranke eine realistische Zukunftsaussicht.

Und so nimmt er tapfer und geduldig alle Mühen, Beschwerden und Nebenwirkungen der Therapien in Kauf, immer in der Hoffnung, dass sie doch diesmal wirken mögen, dass die Anstrengungen der Ärzte, dass sein Kampf gegen den Krebs doch endlich nicht nur einen kurzzeitigen Erfolg haben.

Obwohl es viele Phasen gibt, in denen er mutlos zu werden beginnt: Die Stunden, in denen er an den Infusionsflaschen hängt, in denen er zu den Behandlungen nach Wels oder Linz und dann von dort wieder nach Hause unterwegs ist, die Stunden, in denen er, schwach und von den Nebenwirkungen gezeichnet, allein zu Hause viel zu viel Zeit zum Nachdenken hat.

Häufig schwindet da die Zuversicht, beginnt einer Resignation zu weichen. „Das hilft doch eh diesmal auch wieder nichts, wozu denn das alles noch?" Um sich aber immer wieder selbst die Antwort zu geben: „Weil ich LEBEN will! Weil ich gesund werden will!" Er will es schaffen. Was kümmert ihn die verheerende Prognose des Lungenkarzinoms: Todesrate 9 von 10! Er selbst musste in den vergangenen eineinhalb Jahren schon miterleben, wie viele an dieser Krankheit zugrunde gingen. Mitpatienten, mit denen er das Zimmer geteilt, mit denen er gemeinsam auf der Ambulanz Infusionen erhalten hatte.

Monate später ergaben Nachfragen jeweils, dass sie den Kampf endgültig verloren hatten. Doch gerade diese eigentlich so unerfreulichen, weil für die eigene Situation nichts Gutes verheißenden, Gedanken lassen ihn paradoxerweise wieder Hoffnung schöpfen. Denn genau betrachtet hat er schon länger überlebt als viele seiner Leidensgenossen. Und er hat so dramatische Krisen überstanden, dass es ja irgendwie ein schlechter Witz wäre, wenn er jetzt verzweifeln, wenn er den Widerstand gegen den Feind in seinem Körper aufgeben würde. Nein, so nicht! Er erinnert sich an die Anfeuerungsrufe auf „seinem" Sportplatz und motiviert sich: *„Auf geht´s Toni, kämpfen und siegen!"*

XV. – Die Therapien gehen weiter

Zwischen Oktober 2002 und Jänner 2003 folgen sechs weitere stationäre Aufenthalte im KH Wels.

Nach Abschluss der Bestrahlungsserie bei den Barmherzigen Schwestern in Linz kommt es zu einer Ösophagitis – einer Entzündung der Speiseröhre –, verbunden mit massiven Schluckbeschwerden und häufigem Erbrechen. Das wiederum bewirkt eine Exsikkose, eine Austrokknung des Körpers.

Am 9. Oktober wird ihm ein „port-a-cath"-System im rechten Oberkörper unter die Haut verpflanzt. Das ist ein an das Gefäßsystem angeschlossenes Kunststoff-Reservoir, durch das er künftighin alle Infusionstherapien erhält. Dadurch wird ihm das häufige Anstechen einer Vene erspart. Als erstes kann ihm auf diesem Weg parenteral, also unter Umgehung des Magen-Darm-Traktes, die notwendige Flüssigkeit zugeführt werden. Die Rehydrierung führt zu einer deutlichen Verbesserung des Allgemeinzustandes.

Die radiologische Kontrolle ergibt trotz „*klinisch deutlicher Minderbelüftung*" glücklicherweise „*keinen Verdacht auf eine neuerliche Stenose des Hauptbronchus*" (Zitat Krankengeschichte).

Zwei Tage nach seiner Entlassung wird er am 20. Oktober wegen starker Schmerzen im linken Oberbauch wieder im Spital aufgenommen. In der Sonographie wird eine Vergrößerung der Nebennierenmetastasen festgestellt, was eine Erklärung für die Schmerzsymptomatik ergibt. Unter entsprechender medikamentöser Behandlung wird der Patient schmerzfrei.

Die folgenden Aufenthalte finden plangemäß zur Durchführung weiterer Chemo-Therapie-Zyklen statt. Zur Anwendung kommendes Präparat: Taxotere.

Anton Ott verträgt die Behandlung weitgehend gut.

Allerdings muss er eine auffällige Nebenwirkung in Kauf nehmen.

Haarausfall

„Eines Morgens stand ich vor dem Badezimmerspiegel und beobachtete aus verschlafenen Augen den etwas bleichen und vor allem unrasierten Kerl, der mich da anglotzte. 'Werden wir dich halt rasieren', dachte ich mir und fuhr mir mit beiden Händen über die Bartstoppeln. Mit dem Ergebnis, dass ich dieselben plötzlich zwischen den Fingern hatte.

Mir schwante Schlimmes. Ein Griff auf den Scheitel bestätigte meinen Verdacht: Die Haare begannen mir auszufallen. O.K., musste ich jetzt also als Kahlkopf leben. Es tat ja wenigstens nicht weh. Aber wie ein zerrupfter Hahn wollte ich auch nicht aussehen.

Also hab ich mich angezogen und bin zu meinem Friseur gefahren. 'Elfriede, von vorn bis hinten glatt', hab ich gesagt und gleichzeitig eine passende Handbewegung von der Stirn über den Kopf bis in den Nacken gemacht. Kurz später sah ich aus wie Kojak mit Brille. Und mir war kalt auf der Glatze. Daher fuhr ich sofort nach Wels in ein Hutgeschäft, um mir eine wärmende Kopfbedeckung zu besorgen. Mit drei Kapperln – einem auf dem Kopf, zwei weiteren zum Wechseln in der Tasche – ging´s zurück nach Schallerbach und in unser Lokal. Gertraud erholte sich schnell von ihrem Schrecken und ich blieb noch über Mittag im Geschäft.

Um diese Zeit kommen nämlich meistens einige Stammgäste und Freunde auf einen kleinen Plausch oder eine Würfelpartie vorbei. ´Eigentlich hätte ich wieder einmal Lust, eine Runde mitzuspielen´, dachte ich und machte es mir voll Vorfreude an unserem Stammtisch bequem.

Doch als ein paar meiner alten Kumpels hereinkamen, nach einem freundlichen ´Grüß Gott ´an mir vorbeigingen und sich an den Nebentisch setzten, wurde ich stutzig und sofort dämmerte es mir: Sie erkannten mich nicht mehr!

Das tat weh! Obwohl es, im Nachhinein betrachtet, eine harmlose Sache war.

Sonst gibt das Befinden glücklicherweise Anlass zur Zuversicht. Zwar kann er nach wie vor nicht auf die Schmerzmittel verzichten, doch er spürt, dass es langsam, aber sicher, aufwärts zu gehen scheint. Und die Kontrolluntersuchungen geben selbst den Ärzten Grund zu vorsichtigem Optimismus.

Erstmals muss keine Befundprogredienz festgestellt werden. Der Status bleibt vorerst konstant.

Ein Meilenstein auf einem langen Weg, der nur mit kleinen Schritten gegangen werden kann. Dem Weg, auf dem der Patient seine Erkrankung endgültig hinter sich lassen möchte.

Am 9. Jänner 2003 wird der letzte Zyklus der Chemo abgeschlossen. Die Verlaufskontrollen sollen vorerst ambulant erfolgen.

Und irgendwie glaubt der Patient zu spüren: Diesmal hat die Behandlung nachhaltigen Erfolg.

XVI. – Stammgast im Krankenhaus

Als Gastwirt hat Anton Ott für diese Art der Kunden besonders viel übrig: den Stammgast. Er bringt zuverlässig einen Umsatz, ist meistens pflegeleicht, daher gern gesehen, ein Kumpeltyp, der irgendwann schon fast zum Inventar zählt.

Dass der Toni selbst einmal so etwas Ähnliches auf einer Spitals-Abteilung sein würde, darauf hätte er aber verzichten können. Auch wenn er, wie sich das für einen Stammgast gehört, mittlerweile auf Abt. Lunge III einen besonderen Status erlangt hat. 173 Tage hat er bisher hier verbracht. Ein Drittel der Zeit, seit er so schwer erkrankt ist. Man kennt sich und kann sich gut leiden. Zwar würden Ärzte und Pflegepersonal ihn natürlich noch lieber gesund draußen spazieren gehen sehen. Aber auch als Patient ist er gern gesehen. Wie ein pflegeleichter Stammgast eben.

Und man versucht, ihn da und dort besonders nett zu unterstützen:

„Wenn es einem gut genug geht und man aufstehen kann und darf, versucht man, möglichst viel unterwegs zu sein. Fernsehraum, Kaffeehaus, Zeitungsgeschäft, Kapelle sind Standardziele. Nur nicht zu viel im Bett liegen. Sonst kann man in der Nacht nicht schlafen.

Etwas Beschäftigung täte natürlich gut, um den monotonen Tagesablauf für einen Langzeitpatienten zu beleben. Die geistliche Schwester Maria Angelika hat da was für mich gehabt: 'Herr Ott, wir binden neue Rosenkränze. Möchten Sie uns vielleicht helfen?' Und so bekam ich 200 Schnüre und ein Schachterl mit Perlen. Je zehn Perlen kamen auf eine Schnur. Dann folgte ein Knoten und ich fädelte die nächsten zehn Perlen auf jede Schnur. Wenn auch nicht sehr anspruchsvoll, für mich war es eine wunderbare Beschäftigung.“

Dafür zeigte sich Anton Ott gerne von der dankbaren Seite. Und brachte von seinen Ausflügen ins Buffet oft Mehlspeisen für die Schwestern mit. Besondere Spezialität: Cremeschnitten vom Bad Schallerbacher Konditor Preslmayr.

XVII. – Vertrauen ist gut, Kontrollen sind besser

Um wieder einmal den Vergleich mit dem Wetter heranzuziehen: Hinter den Regenwolken zeigt sich am Horizont ein Silberstreif, der Sonnenschein ankündigt. Aber noch ist nicht ganz sicher, ob wirklich Schönwetter kommt. Eine Winddrehung kann jederzeit die Wolken und damit den Regen zurückbringen.

Wie herannahendes Schönwetter den Horizont, so erhellt das steigende tägliche Befinden die Stimmung des Patienten Anton Ott.

Zwar hat er schon zuviel mitgemacht, um vorschnell in Jubel auszubrechen, aber er fühlt, dass etwas Positives in ihm vorgeht. Und er will diesem Gefühl vertrauen.

Vielleicht ist ja das jetzt der mächtige Verbündete im Kampf gegen den Krebs: Der Glaube an die Heilung.

Eine Heilung, für die die Chancen – das weiß er – statistisch betrachtet äußerst gering stehen. „Against all odds" (= gegen jede Chance) heißt das in der Sprache der Buchmacher. Aber erzielen nicht auch in den Wettbüros die Außenseiter die besten Siegquoten?

Der Glaube an den Sieg macht ihn stark, die Stärke macht ihn zuversichtlich und die Zuversicht lässt ihn vertrauensvoll am 12. März 2003 zur stationären Kontrolle ins KH Wels gehen.

„Staginguntersuchung“ heißt das im Fachjargon. Dabei soll die Entwicklung der Tumorerkrankung festgestellt und dokumentiert werden.

„Sowohl in der Computertomographie des Thorax als auch in der Ultraschalluntersuchung der Nebennierenregion zeigt sich eine Befundbesserung und es gibt keine Hinweise auf eine neuerliche Metastasierung!“

Seit fast zwei Jahren konnte Anton Ott keinen so erfreulichen Satz in einem Befund lesen.

Wenngleich die Ärzte im nächsten Satz vorsichtig auf die Bremse steigen:

„Es ist nun eine abwartende Haltung einzunehmen, die nächste ambulante Verlaufskontrolle für Juni geplant.“

Die weiteren ambulanten und eine stationäre Kontrollen im August verlaufen ebenfalls mit erfreulichem Ergebnis: keine Befundprogredienz!

Im Oktober wird das „port-a-cath“-System entfernt, Infusionsbehandlungen sind derzeit und auch auf Sicht keine zu erwarten.

Im Mai 2004 scheint es kurz so, als könnte Grund zur Sorge bestehen.

Ott begibt sich mit unklaren Schmerzen im Brustbereich und anhaltendem Husten ins Krankenhaus.

Labordiagnostisch zeigen sich deutlich erhöhte Entzündungsparameter. Die weiteren Untersuchungen, wie CT und Sonographie bringen aber glücklicherweise keinen Hinweis auf einen Rezidivtumor oder eine Metastasierung.

Bei der ebenfalls durchgeführten Bronchoskopie zeigte sich etwas Unerwartetes: Der Stent war verrutscht! Offenbar war die tumoröse Veränderung im rechten Hauptbronchus so weit zurückgegangen, dass das Implantat nicht mehr richtig saß.

Der Stent musste daher – und weil die Luftröhre jetzt nicht mehr so verengt wie zum Zeitpunkt des Einsetzens war, ging das auch – entfernt werden.

Offensichtlich hatte der rutschende Stent auch die Beschwerden hervorgerufen. Denn nach der Entfernung und einer entsprechenden Therapie verschwand sowohl die Entzündung als auch der Husten.

Wir berichten über Ihren oben angeführten Patienten, der vom 18. 5.2004 bis 24. 5.2004 auf unserer Abteilung in stationärer Behandlung stand.

Diagnosen:
HDG C34.13 Adenocarcinom des rechten Lungenoberlappens, T4N3M1 - Stadium IV mit partieller Remission (Erstdiagnose 5.5.2001)
NDG C79.73 Verdacht auf Nebennierenmetastase beidseits mit deutlicher Größenreduktion
[redacted]
Es wurde nun eine Bronchoskopie bzw. eine gleichzeitige [redacted] Allgemeinnarkose am 19.5.2004 durchgeführt. Gastroskopisch imponierte eine minimale Gastritis, bronchoskopisch zeigte sich der Stent leicht nach proximal verschoben, das Ostium des linken Hauptbronchus dadurch leicht eingeengt.
Es bestand deshalb die Indikation zur Stent-Entfernung mittels Bronchoskopie, diese wurde am 21.5.2004 durchgeführt. Der Eingriff verlief komplikationslos.
Die Schleimhaut im Bereich des Stents wurde mehrmalig biopsiert, die histologische Aufarbeitung ergab keinen Hinweis für einen Rezidivtumor.

Unter einer Therapie mit Tavanic (diese sollte noch für eine Woche beibehalten werden) gelang es den Zustand des Patienten deutlich zu verbessern. Zuletzt bestand kaum noch Husten.

In Zusammenschau aller Befunde bestehen somit sehr erfreuliche Verhältnisse, insbesondere besteht dzt. kein Hinweis für einen Rezidivtumor, der Bronchialstent konnte ohne Probleme entfernt werden. Die bronchoskopische Inspektion nach Stententfernung zeigte ebenfalls ein erfreuliches Bild, insbesondere besteht kein Hinweis für eine stenotische Veränderung des Hauptbronchus.

Entlassung am 24.5.2004 in gutem Allgemeinzustand, eine ambulante Kontrolle ist für 21.9.2004 geplant.

Die bislang letzte Kontrolle erfolgte am 21. 9. 2004.

Die genauso erfreulichen wie, nach der in diesem Buch geschilderten Kranken- und Leidensgeschichte des Patienten Anton Ott, WUNDERBAREN Sätze aus dem Befundbericht:

„Patient derzeit in ausgezeichnetem Allgemeinzustand. Sehr erfreuliche Verlaufskontrolle, kein Hinweis auf ein Rezidiv."

XVIII. – Und jetzt …?

Dreieinhalb Jahre sind seit der Erstdiagnose nun vergangen. Seit Anfang 2003 ist eine stetige Befundbesserung mit partieller Remission des Lungenkarzinoms und einer deutlichen Größenreduktion der suspekten Nebennierenmetastasen zu vermerken.

Der schon mehrmals erwähnte – wissenschaftlich signifikante – Fünf-Jahres-Zeitraum ist noch nicht vorbei. Aber in Wirklichkeit interessiert diese Zeitspanne die Statistiker mehr als einen Patienten.

Anton Ott denkt jetzt wieder in größeren Dimensionen.

Er blickt vertrauensvoll in die Zukunft. Nur zu gut kann er sich aber auch an die Zeiten der Verzweiflung, der scheinbaren Aussichtslosigkeit erinnern.

Gerade die zur Verwirklichung dieses Buch-Projekts notwendige intensive Beschäftigung mit seiner eigenen Krankengeschichte brachte all das wieder zu Tage. Die Gefühle von damals – Schmerzen, Zukunftssorgen, Todesängste: er wird sie wohl nie ganz vergessen können. Wenn er heute zu Kontrollen auf die „Lunge III" kommt und dort Patienten kennenlernt, die ebenfalls von einer Krebserkrankung betroffen sind, bräuchte er gar nicht mit ihnen zu sprechen ,um zu erfahren, wie sie sich fühlen. Er weiß es selbst aus schmerzhaftem Erleben.

Gerade deswegen aber will er mit Betroffenen künftig reden. In einer Selbsthilfegruppe am Krankenhaus Wels möchte Anton Ott mithelfen, den Krebspatienten, sozusagen als lebendes Beispiel (in jedem Wortsinn), Hoffnung zu geben.

„Die Botschaft, die ich vermitteln möchte und von der ich nunmehr überzeugt bin, dass sie für einen Schwerkranken ganz wichtig ist, lautet:

'Glaub an deine Chance!'"

XIX. – Die Hoffnung stirbt zuletzt

Die Sonne ist zurückgekehrt ins Leben des Anton Ott.

In der Meteorologie folgt auf Regen immer Sonne. Bei der menschlichen Gesundheit ist es leider nicht selbstverständlich, dass auf eine schlechte Zeit eine gute folgen muss. Dafür kann man aber auch im Unterschied zum Wetter selbst etwas dazu beitragen, die schöne Zeit zu erhalten und schlechte Zeiten weitgehend zu verhindern.

Eigentlich eine Binsenweisheit. Und trotzdem achten so viele Menschen ihre Gesundheit so wenig.

Niemand braucht erst durch einen Hagelsturm zu laufen, um zu wissen, dass Spazierengehen im Sonnenschein viel besser ist.

Bei der Gesundheit scheint es aber oft so zu sein, dass manche Menschen erst krank werden müssen, um zu wissen, was sie dann vermissen.

In diesem Sinn will dieses Buch nicht als alleinige Botschaft vermitteln, dass selbst schwerste Erkrankungen überwunden werden können. Es wäre fatal, den Eindruck zu erwecken, egal was kommt, der Doktor wird´s schon richten.

Da sollte noch immer zu allererst der alte Spruch gelten: Vorbeugen ist besser als Heilen!

Eines will dieses Buch aber jedenfalls: Betroffenen Hoffnung geben. Und dass sich die Hoffnung aufrichtet an einem Beispiel; an einem Menschen, der es geschafft hat, eine tödliche Krankheit zu überleben: Anton Ott.

***

„Wie der Leser jetzt weiß, habe ich in den vergangenen Jahren einiges mitgemacht.

Von der niederschmetternden Diagnose im Mai 2001 bis zum heutigen Tag, an dem ich mich wieder gesund fühle, habe ich nicht nur körperliche Schmerzen ertragen.

Auch die Psyche war viele Male schwer angeschlagen und es machte sich tiefe Verzweiflung breit. Und wenn dem Körper immer mehr die Kraft schwand, so dachte auch der Geist schon ans Aufgeben.

Gerade wenn mich nach einem Zwischenhoch die nächste Krankheitsverschlechterung noch ärger traf, verlor ich fast jede Zuversicht.

In einer Phase, in der es nur bergab zu gehen schien, bin ich einmal, gepeinigt von anhaltenden Schmerzen, in die Krankenhauskapelle gegangen und hab zu Gott gebetet:

'Wenn´s denn nicht mehr besser werden soll, dann lass es bitte zu Ende gehen. Ich kann nicht mehr!'

Doch selbst zu diesem Zeitpunkt war da immer noch ein Gefühl, das mir zu sagen schien:

'Es wird wieder!'

Ich denke, dieses Gefühl hat einen Namen: Hoffnung.

Und die Hoffnung stirbt zuletzt!"

Nachtrag – Unglaubliches

Wie schon in Kapitel II erwähnt, ist es eine wissenschaftlich fundierte Tatsache, dass Rauchen als Hauptursache für die Entstehung von Lungenkrebs anzusehen ist.

Die schädigenden Auswirkungen des Weiterrauchens auf einen bereits an Krebs erkrankten und sich in Therapie befindlichen Patienten sind wahrscheinlich weniger exakt dokumentiert.

Vielleicht auch aus dem Grund, weil die geringe Überlebensrate eine signifikante Studie nicht zulässt. Trotzdem sagt einem der Hausverstand, dass es selbstverständlich vernünftig ist, wenn sich auch solch ein Patient das Rauchen abgewöhnen will. Nicht vielen Rauchern gelingt das Aufhören allerdings ganz von selbst.

Eine professionelle Hilfe bei der Rauchentwöhnung wird daher mittlerweile – bei Vorliegen bestimmter Voraussetzungen – auch von den Krankenkassen gefördert.

Man sollte nun meinen, dass es als Voraussetzung jedenfalls genügen müsste, wenn ein Lungenkrebspatient, der die Krankheit überlebt hat, sich wünscht, jegliches Risiko für eine Neuerkrankung auszuschließen.

Dachte auch Herr Ott.

Und wollte im „Linzerheim“ der OÖGKK nach Rücksprache mit dem dortigen ärztlichen Leiter eine Raucherentwöhnung machen. Er beantragte die Kostenübernahme dafür bei seiner zuständigen Krankenkasse, der Versicherungsanstalt der gewerblichen Wirtschaft.

Und erhielt eine Ablehnung.

Begründung: Er erfüllt die Voraussetzungsbestimmungen nicht – *er raucht zuwenig!!!*

Kein schlechter Witz, sondern unglaubliche Realität!

Danksagungen

Die Idee, meine Geschichte in einem Buch zu veröffentlichen, entstand aus einem tiefen Gefühl heraus: aus Dankbarkeit.

Im Sommer 2003 bestätigte auch die dritte Verlaufskontrolle in diesem Jahr den so erfreulichen Heilungsverlauf. Ich fühlte mich nicht nur subjektiv hervorragend, der Grund dafür wurde sozusagen auch befundmäßig bescheinigt.

In meiner Freude und Erleichterung konnte ich nun auch unbeschwert zurück blicken und über die glücklichen Umstände meiner Genesung nachdenken.

Und kam dabei zum eindeutigen Schluss: Ohne die Leistungen der Ärzte und des Pflegepersonals am Krankenhaus Wels, das ich hier jetzt auch korrekt „Klinikum der Kreuzschwestern" nennen möchte, ohne das fachliche Können der Mediziner, des technischen Personals, der Schwestern und Pfleger würde ich nicht mehr leben.

Dafür wollte ich mich bedanken. Und weil ich das mehr als mit einem Händeschütteln, mehr als mit ein paar persönlichen Worten tun wollte, weil möglichst viele Menschen erfahren sollten, wie hervorragend ich im KH Wels behandelt wurde, kam mir der Gedanke, ein Buch zu schreiben.

Das, was ich sagen wollte, in die richtigen Worte, meine Krankengeschichte in eine „Überlebensgeschichte" zu fassen, habe ich dann einem Autor überlassen.

Aber eines will ich doch nochmals sagen; ganz alleine und aus vollem Herzen;

allen Mitarbeiterinnen und Mitarbeitern auf der Abteilung Lunge III am KH Wels:

DANKE

Mein besonderer Dank gilt aber auch meiner Familie für den Halt, den sie mir auch in der schwersten Zeit immer gegeben hat, für den Zuspruch, der die Phasen der Hoffnungslosigkeit überwinden half.

Ein herzliches Dankeschön möchte ich meinen Freunden und Stammgästen sagen, die mir nicht nur emotional beigestanden sind, sondern auch bei Bedarf tatkräftig zur Stelle waren, wenn im Lokal Not am Mann war.

Ein Mensch an meiner Seite hat nie daran gezweifelt, dass ich diese Krankheit überstehen würde. Die Kraft ihrer Überzeugung hat wohl auch mich gestärkt. Eine Kraft, wie sie nur von einer liebenden Gattin kommen kann. Daher das Wichtigste zum Schluss: ***Danke Gertraud.***

Anton Ott

Bad Schallerbach im November 2004

ANHANG

Zur Erläuterung hier die in den Befunden verwendeten Krebs-Klassifizierungs-Codes

Klinische Stadieneinteilung

Neben der histologischen Klassifikation der Lungentumoren (WHO, 1981) ist auch eine klinische Klassifikation notwendig, weil damit eine Grundlage für Therapieentscheidungen geschaffen wird. Die TNM-Klassifikation ist allgemein anerkannt. Sie basiert auf den drei Komponenten :

T = Ausdehnung des Primärtumors,

N = Fehlen oder Vorhandensein und Ausdehnung von regionären Lymphknotenmetastasen,

M = Fehlen oder Vorhandensein von Fernmetastasen.

Mit der Ergänzung durch Ziffern (1 – 4) erhält man eine kurze Befundbeschreibung, die für Vergleichszwecke sehr wertvoll ist. Neben der prätherapeutischen Klassifikation (cTNM) wird auch eine postoperative Klassifikation (pTNM) angewendet. Zur besseren Vergleichbarkeit wurde eine Stadiengruppierung geschaffen. Folgende Zuordnung ist festgelegt:

Stadiengruppierung

Okkultes Karzinom	TX N0 M0
Stadium 0	Tis N0 M0
Stadium I	T1-2 N0 M0
Stadium II	T1-2 N1 M0
Stadium III a	T1 N2 M0, T2 N2 M0, T3 N0-2 M0
Stadium III b	T1-3 N3 M0, T4 N0-3 M0
Stadium IV	T1-4 N0-2 M1

TNM-Klassifikation [3]

T – Primärtumor

TX	Primärtumor kann nicht beurteilt werden, oder Nachweis von malignen Zellen im Sputum oder bei Bronchialspülungen, jedoch Tumor weder radiologisch noch bronchoskopisch sichtbar
T0	Kein Anhalt für Primärtumor
Tis	Carcinoma in situ
T1	Tumor 3 cm oder weniger in größter Ausdehnung, umgeben von Lungengewebe oder viszeraler Pleura, kein bronchoskopischer Nachweis einer Infiltration proximal eines Lappenbronchus (Hauptbronchus frei)
T2	Tumor mit einem der folgenden Kennzeichen hinsichtlich Größe oder Ausbreitung Tumor mehr als 3 cm in größter Ausdehnung Tumor mit Befall des Hauptbronchus, 2 cm oder weiter distal der Carina Tumor infiltriert viszerale Pleura assoziierte Atelekatase oder obstruktive Entzündung bis zum Hilus, aber nicht der ganzen Lunge
T3	Tumor jeder Größe mit direkter Infiltration einer der folgenden Strukturen: Brustwand, Diaphragma, Pleura mediastinalis, Perikard; oder Tumor im Hauptbronchus weniger als 2 cm distal der Carina, aber Carina selbst nicht befallen, oder Tumor mit Atelektase oder obstruktiver Entzündung der ganzen Lunge

T4	Tumor jeder Größe mit Infiltration einer der folgenden Strukturen: Mediastinum, Herz, große Gefäße, Trachea, Ösophagus, Wirbelkörper, Carina; oder Tumor mit malignem Pleuraerguß

N – Regionäre Lymphknoten

NX	Regionäre Lymphknoten können nicht beurteilt werden
N0	Keine regionären Lymphknotenmetastasen
N1	Metastasen in ipsilateralen paribronchialen und/oder hilären Lymphknoten
N2	Metastasen in ipsilateralen mediastinalen und/oder subcarinalen Lymphknoten
N3	Metastasen in kontralateralen mediastinalen, hilären, ipsi- oder kontralateralen Skalenus oder supraklavikulären Lymphknoten

M – Metastasen

MX	Aussage nicht möglich
M0	Keine Fernmetastasen
M1	Fernmetastasen

Die Ärzte

Prim. Dr. Josef Eckmayr

Jahrgang 1958

Seit fast 20 Jahren an der Lungenabteilung Wels, seit 1998 in leitender Funktion tätig; unterstützt durch ein Team von hoch spezialisierten Fachärzten sowie einer Reihe von Ausbildungsärzten.

An der Lungenabteilung besteht seit jeher ein Schwerpunkt für die Behandlung von Tumorerkrankungen der Atemorgane, insbesondere Lungenkrebs.

Durch die intensive Teilnahme an der internationalen Forschung stehen auch neueste wissenschaftliche Erkenntnisse frühzeitig zur Verfügung. Die enge Zusammenarbeit mit betroffenen Nachbardisziplinen und die Ressourcen eines Schwerpunktkrankenhauses ermöglichen das optimale Nutzen aktueller Behandlungsstandards.

Neben der hohen medizinischen Qualität ist aber auch die ganzheitliche Betreuung des Menschen ein zentrales Anliegen.

Herr Anton Ott war über drei Jahre bei uns an der Lungenabteilung Wels in Behandlung. Wie viele Mitpatienten musste er sich der Tatsache stellen, an einer sehr schweren Krankheit zu leiden, nämlich an Lungenkrebs in fortgeschrittenem Stadium.

Die Diagnose Krebs führt nach wie vor fast immer zu starker Betroffenheit und zu großen Ängsten der Betroffenen.

Lungenkrebs gehört zu den am häufigsten zum Tode führenden Krebserkrankungen in Österreich. Gute Heilungsaussichten bestehen nur im Frühstadium. Mit zunehmendem Krankheitsgrad ist immer öfter ein zwar behandelbares, letztlich aber unheilbares Zustandsbild vorhanden.

Ein optimales Nützen der Heilungschancen ist daher erforderlich. Dies gelingt unter anderem durch die exakte Abklärung mit aktuellen Untersuchungstechniken und durch die Anwendung von modernsten Behandlungsmethoden.

Oft ist eine Kombination derselben erforderlich, sodass eine enge Zusammenarbeit mit betroffenen Spezialfächern üblich ist.

Ein zentrales Anliegen ist auch die ganzheitliche Betrachtung des Krankheitsbildes. Der Patient steht als Mensch mit all seinen Anliegen und Bedürfnissen im Mittelpunkt.

Damit ist die Kommunikation mit dem Patienten auch auf emotionaler und zwischenmenschlicher Ebene und die Einbeziehung des Umfeldes zu einem wichtigen Teil der Behandlung geworden.

Herr Ott hat intensiv die Höhen und Tiefen eines solchen Krankheitsverlaufes erlebt.

Das wiedergewonnene Wohlbefinden erlaubt ihm nun, nicht nur wieder ein normales Leben zu führen; es hat in ihm auch den starken Wunsch geweckt, anderen Menschen einen möglichen Weg in einer solchen Situation aufzuzeigen.

Zu seiner beeindruckenden Krankheitsbewältigung und zu seinem nunmehr realisierten Projekt darf ich ihm gratulieren. Ebenso möchte ich ihm, seiner Familie, seinen Freunden und seinem gesamten Umfeld weiterhin alles Gute wünschen.

Prim Dr. Josef Eckmayr

OA Dr. Rainer Kolb

Geb. 1966 in Linz

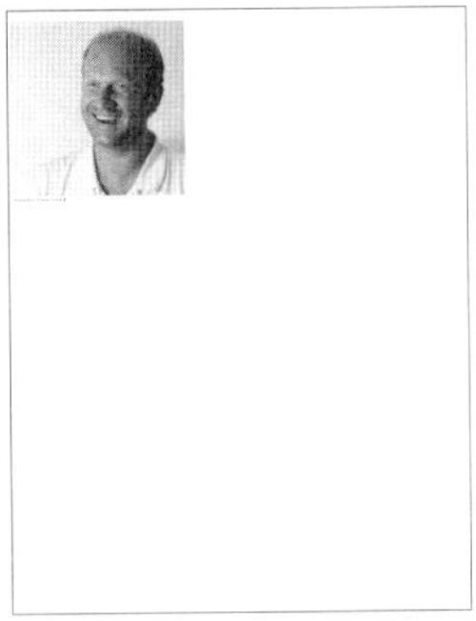

1984 Matura am BRG Linz Auhof

1984 – 1990 Medizinstudium in Innsbruck

Turnuszeit im Klinikum Wels und AKH-Linz

Ausbildung zum Lungenfacharzt an der Lungenabteilung im Klinikum Wels

Zusatzausbildung für Notfallmedizin und Sportmedizin

Derzeit Oberarzt an der Lungenabteilung im Klinikum Wels

Lungenkrebs! Welch niederschmetternde Diagnose!

Warum ausgerechnet ich? Besteht ein Zusammenhang mit meinem jahrelangen Nikotinabusus? Ist Hilfe möglich? Werde ich geheilt? Werde ich sterben?

Eine einzige Diagnose löst eine Flut von quälenden Fragen aus.

Ab diesem Zeitpunkt wechseln Gefühle der Wut, Verzweiflung, Hoffnung und Trauer beim Patienten einander ab. In dieser Situation ist der Arzt als Mediziner und als Mensch gefordert, manchmal bis an seine eigenen Grenzen. Wie nahe geht uns Ärzten das Schicksal des einzelnen Menschen?

Wie nahe dürfen wir dieses an uns heranlassen, um nicht selbst daran zu zerbrechen?

Fragen, die niemals beantwortet werden können, weil der emotionale Faktor unseres Berufes kaum steuerbar ist.

Ich pflege meinem Patienten nahezulegen, dass Arzt und Pflegeperson bzw. Patient und Angehörige ein Team bilden sollten im gemeinsamen Kampf gegen diese Erkrankung.

Zusammenrücken und Nähe spüren. Hoffnung geben, ohne „Nichtmachbares“ zu versprechen.

Die Diagnose Lungenkrebs wurde in den letzten Jahren für uns beinahe etwas Alltägliches, aber jeder Patient bleibt für uns einzigartig. Verzweiflung, Trauer und Hoffnung – auch wir Ärzte spüren diese Emotionen. Auch wir mussten lernen, jeder für sich, damit umzugehen.

Nicht zu vergessen das Pflegepersonal, welches manchmal noch engere Kontakte zum Patienten pflegt.

Herr Anton Ott war und ist ein Patient unserer Abteilung.

In diesem Buch bekommt der „Kranke“ einen Namen. Sein Leid wird für uns dadurch greifbarer.

Und doch schöpfen auch wir aus diesem Buch Hoffnung: Weil für Herrn Ott etwas Wunderbares gelungen ist.

Das TEAM hat einen bis jetzt anhaltenden Erfolg erreicht!

Es wird dem Pflegepersonal und uns Ärzten die Gewissheit geben, dass nicht jeder Kampf mit dieser Krankheit verloren geht. Wir brauchen solche positiven Erfolgserlebnisse! Denn morgen stellen wir einem neuen Patienten die Diagnose: Lungenkrebs!

Und auch dieser Patient hat einen Namen und eine eigene Krankengeschichte.

Ich wünsche Herrn Anton Ott alles Gute. Das Team der Lungenabteilung schöpft aus seiner Geschichte Stärke für weitere Fälle.

OA Dr. Rainer Kolb

Dr. Josef Öllinger

Hausarzt bis 2002

Unerklärliche Rückbildungen von Krebstumoren, die als unheilbar gelten, bezeichnen die Mediziner als Spontanremissionen. Neben schulmedizinischer und komplementärer Therapie, wie etwa der Homöopathie, dürften andere Faktoren dabei eine Rolle spielen.

Aus statistischen Untersuchungen wissen wir, dass einige dieser Faktoren bei Spontanremissionen gehäuft zu finden sind.

Besonders Menschen mit einem starken Lebenswillen haben eine größere Chance zu einer Spontanremission.

Diese Menschen akzeptieren ihre Diagnose Krebs, nicht aber die Prognose, die Heilungsaussicht ihrer Krankheit Sie betrachten die Erkrankung als eine Herausforderung und glauben an einen positiven Ausgang.

Auch spirituelle Faktoren, wie Glaube, Meditation oder Gebete, scheinen wichtig zu sein. Seelische Entspannung und Entlastung, das Ausschalten rationalen Denkens und Visualisierungen spielen dabei eine Rolle.

Nicht zuletzt dürfte aber auch die soziale Unterstützung aus einer intakten Familie und einem entsprechenden Freundeskreis von Bedeutung sein.

Natürlich können auch eine grundlegende Änderung des Lebensstils, das Setzen kurzfristiger Lebensziele, Bewegungstherapie oder künstlerische Tätigkeiten die Selbstheilungskräfte des Körpers fördern.

Spontanremissionen sind leider ein sehr seltenes Ereignis und können nach dem bisherigen Wissensstand nicht durch die eben erwähnten Maßnahmen bewusst und gezielt herbeigeführt werden.

So freut es mich ganz besonders, dass ich gemeinsam mit meinem Patienten, Herrn Anton Ott, dieses Phänomen erleben darf.

Für ihn ist dieses Buch eine wichtige Möglichkeit, seine Krankheit noch einmal aufzuarbeiten. Anderen Krebskranken , die sich in einer ähnlichen Situation befinden, soll es Mut und Hoffnung geben.

Auch für uns Ärzte ist dieser Fall Anregung, die Prognosen jeder Erkrankung vorsichtig zu formulieren und das Interesse immer auch auf die psychoonkologischen Ursachen und Behandlungsmöglichkeiten zu lenken.

Ich wünsche Herrn Ott weiterhin alles Gute.

MR Dr. Josef Öllinger

Dr. Elisabeth Lintner

Hausärztin

Ich bin seit Juli 2002 Tonis Hausärztin. Kennen gelernt hab ich ihn also zu einer Zeit, als es ihm wohl am schlechtesten ging, als in jedem Krankenhausbericht –trotz erfolgter Operation, Bestrahlung und Chemotherapie von ungebremstem Tumorwachstum und Metastasen zu lesen war.

Ich muss gestehen, ich wagte damals auch nicht mehr an eine glückliche Wendung zu glauben.

Was ist dann eigentlich genau passiert, wann, wieso und wodurch?

Ich weiß es nicht.

Die einen werden ein Loblied auf die Schulmedizin singen, andere werden an den eisernen Überlebenswillen glauben und wieder andere werden sagen, es war gottgewollt.

Die Wahrheit liegt vielleicht irgendwo dazwischen, zwischen diesen Dingen und solchen, die wir noch nicht kennen.

Was hab ich als Hausärztin daraus gelernt?

Vielleicht dieses:

Niemals die Hoffnung aufzugeben und das auch dem Patienten zu vermitteln.

Wir alle wissen viel zu wenig über die Grenze zwischen Weiterleben und Sterben.

In diesem Sinne: Viel Glück beim Weiterleben!

Dr. Elisabeth Lintner

Der Autor

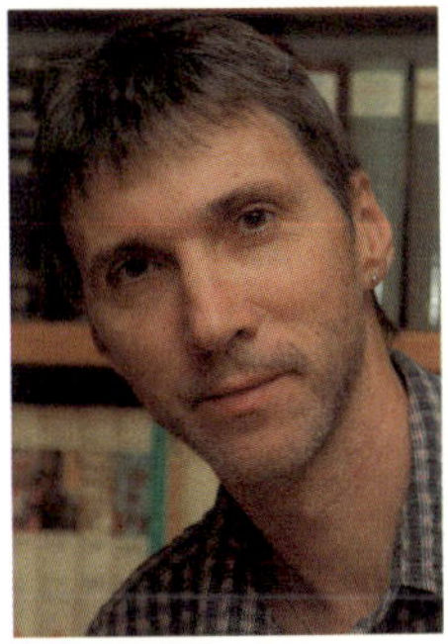

Christian Melem

Jahrgang 1960

Matura 1979 in Steyr

Seit 1982 Sozialversicherungs-angestellter

Leiter der Kurheime der Versicherungs-Anstalt der österr. Eisenbahnen in Bad Schallerbach und Bad Hall

OÖ Journalisten-Akademie 1997

Freier Mitarbeiter der OÖ Rundschau.

Ich bin seit etwa zwei Jahren regelmäßig Gast im „Sportlertreff“ des SV sedda Bad Schallerbach. Erstens, weil meine beiden Kinder bei diesem Verein Fußball spielen und zweitens, weil ich seit einiger Zeit Matchberichte für die OÖ Rundschau verfasse.

Als mich Herr Ott vor ungefähr einem Jahr fragte, ob ich nicht für ihn ein Buch über seine überstandene Krebserkrankung schreiben könnte, war ich zuerst höchst interessiert. Den Lungenkrebs überstanden? Diese schwere Krankheit überlebt? Hörte sich spannend an! Wie ist das möglich geworden? Wallfahrt? Gebetsrituale? Wunderpillen? Zauberkräuter? Heilwasser? Was war´s? Die Journalistennase witterte die Sensation. Dann die Ernüchterung: keine Esoterik, keine Zauberei, die Schulmedizin hat geholfen. Das klang nicht sehr reißerisch und dämpfte meine anfängliche Begeisterung doch etwas.

Doch dann überlegte ich: Warum nicht auch einmal ein Buch über das weniger Spektakuläre schreiben? Über die ganz „gewöhnliche“, weil alltägliche Leistung in einem ganz normalen Spital. Hat es sich nicht gerade das dort tätige Ärzteteam und Pflegepersonal verdient, dass ihre Leistungen einmal entsprechend gewürdigt werden? So sehr setzen wir den hervorragenden Standard in den Krankenhäusern voraus, erwarten den Erfolg der durchgeführten Behandlungen, dass nur ein irgendwo einmal auftretender Missstand berichtenswert erscheint.

Dass der Patient im Krankenhaus gesund gepflegt wird, ist Zweck dieser Einrichtung. Darüber groß zu berichten, lohnt sich nicht. Selbst dann, wenn der Heilungserfolg einer ist, der nicht pflichtgemäß erwartet werden durfte?

Anton Ott war der Meinung, dass seine Geschichte – das Überleben dank der großartigen medizinischen Hilfe, die er im KH Wels erfahren hat – aufgeschrieben werden sollte.

Nach eingehender Beschäftigung mit der Materie hab ich mich dieser Meinung nur anschließen können. Und mich ans Werk gemacht!

Quellenangaben:

1) Auszugsweise entnommen einer Internetseite des Deutschen Krebsforschungszentrums Heidelberg – Krebsinformationsdienst: www.krebsinformation.de

2) Auszugsweise entnommen einer Internetseite des Deutschen Krebsforschungszentrums Heidelberg – Krebsinformationsdienst: www.krebsinformation.de

3) Auszugsweise entnommen einer Internetseite des Tumorzentrums Erfurt zum Thema 'Bronchialkarzinom': www.tumorzentrum-erfurt.de

Abbildungen

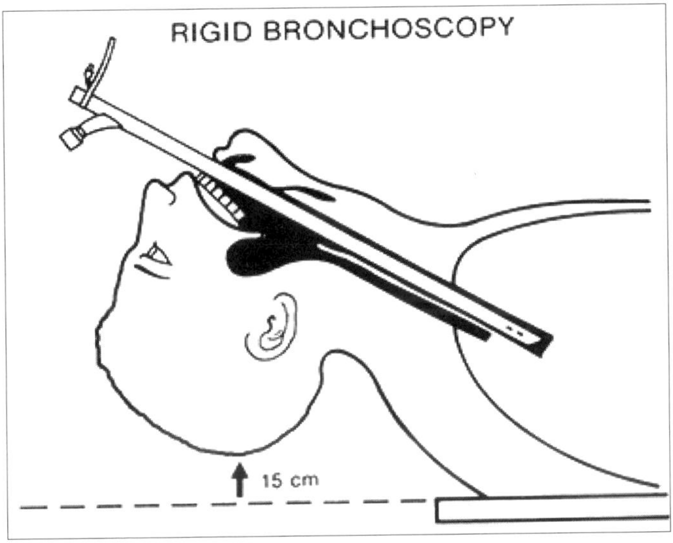

Abb. 1: starre Bronchoskopie

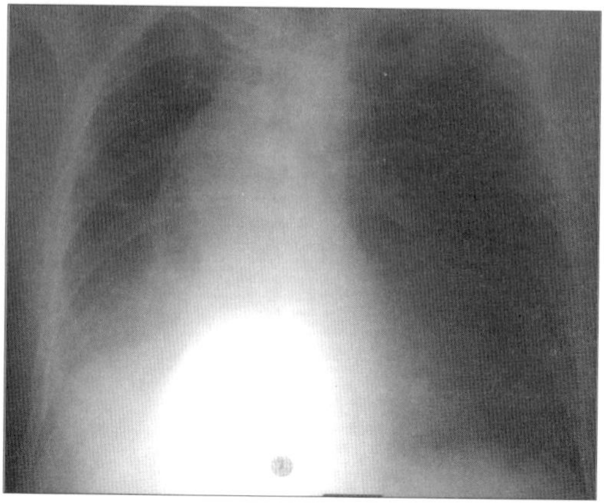

Abb. 2: rechter Lungenflügel nicht genügend beatmet

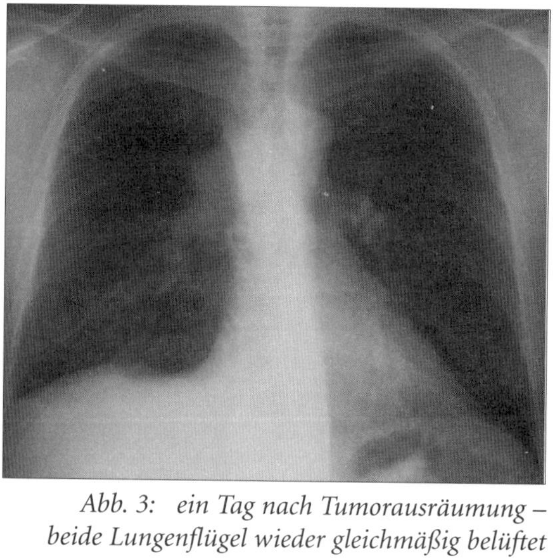

Abb. 3: ein Tag nach Tumorausräumung – beide Lungenflügel wieder gleichmäßig belüftet

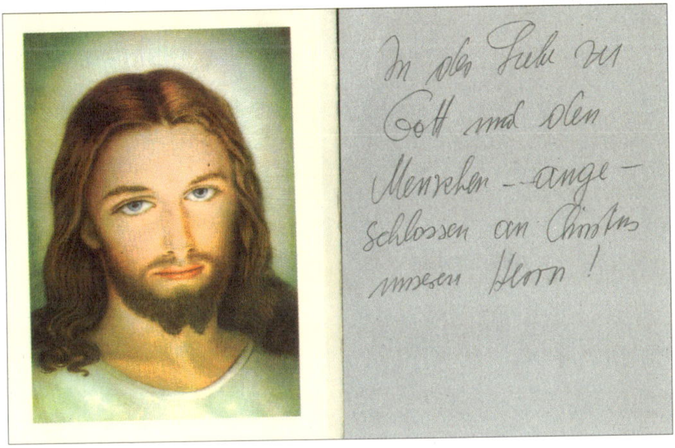

Abb. 4: dieses Bild mit Widmung bekam Anton Ott von seiner Schwester Christl

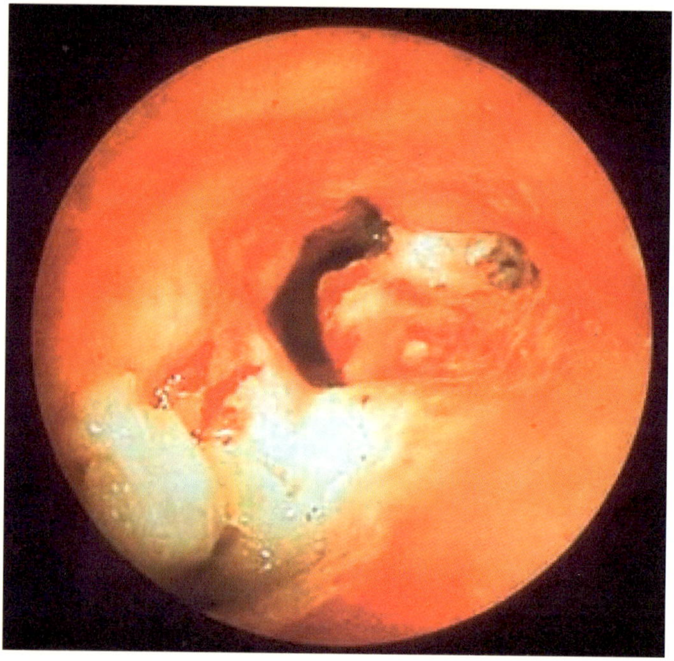

Abb. 5: Verschluss des rechten Hauptbronchus durch Tumorgewebe

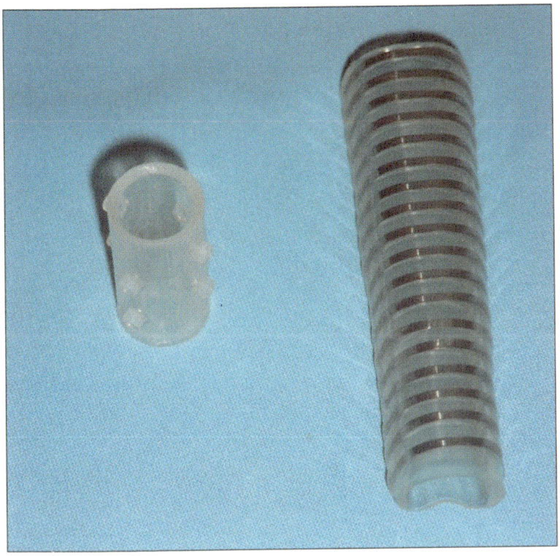

Abb. 6: Bronchial-Stent (links), Luftröhren-Stent (rechts)

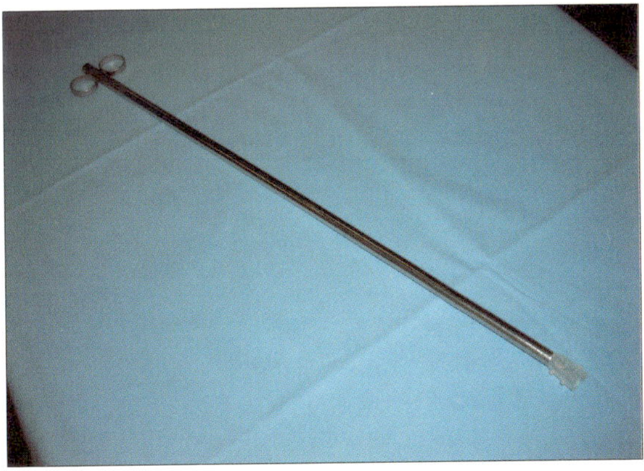

Abb. 7: Stent-Applikator